JN046579

・実・例・問・題・集・

レセプト請求の全技術

元・国際医療福祉大学 医療福祉学部准教授

大西正利
Masatoshi Oonishi

カルテ読解／点数算定
レセプト作成までの全要点

解答用
レセプト
付き

2024-25

医学通信社

まえがき

　今日，保険請求による収入が，医療機関の経営基盤であることは，いうまでもない。

　したがって，カルテから診療報酬算定の対象となる医療行為をもれなく拾い上げ，誤りのない正確なレセプトを作成することは，医事業務面のもっとも重要な作業のひとつであるといえる。

　その診療報酬算定の要となるのが「カルテ」である。カルテはまさに情報の宝庫といえる。なんらかの身体の異常を訴え訪れた患者に関する医療の情報は，カルテのなかに収められる。検査・処置などの医療行為は，すべて医師によるカルテの記載から始まる。その発生源であるカルテの情報は，実際には数々の診療伝票として，種々の医療チームに渡され，それぞれの専門分野においてさまざまな医療行為が行われることになる。しかし，その基盤となるのはあくまでもカルテに書かれた記録である。

　ところで，診療報酬は個々の医療行為を診療報酬点数表を通して点数に換算することによって得られるが，算定者の立場からあらためてカルテをみると，さまざまな困難に直面する。この原因はあらかた次のように推測できる。医師は医療を行うが，診療報酬点数表を熟知しているとはいえない。医事算定者は診療報酬点数表に基づいて算定を試みるが医学知識に精通しているとはいえない。

　こうした背景から，カルテの記載のなかの医療行為が正しく読み取れずに誤った算定となる可能性が高くなる。また，診療報酬点数表も簡略化と複雑化が入り混じっている状況がある。診療報酬点数表をより理解し読み込むためには基礎的な医学知識は欠かせないものといえる。その解決策は，もっとも身近にあるカルテのなかの一つひとつを明らかにすることにある。

　本書の試みは，算定の原点としてのカルテを，具体的に読み解いていくことにより，より正確な点数算定をめざしたものである。なにげなく見過ごしがちなカルテの記載を検証し再確認することでカルテの読みを深め，より正確な診療報酬の算定に近づくよう工夫をこらしてみた。

　取り上げた症例は比較的難易度の少ないものを選択したが，算定の基礎体力がつけられるように厳選した。また，請求事務能力認定試験等の実技問題対策にもなるよう配慮した。

　コンピュータが日常的な今日であっても，算定の基礎体力がついていなければ，この便利な機械を上手に使いこなすことはできない。

　本書が，カルテからレセプト作成の手引き書として，大方の参考となれば幸いである。

　なお，掲載例の治療内容の是非については，種々の見解があると思われるので，あくまでも算定の練習のための事例とお考えいただきたい。

2024年6月

大　西　正　利

凡　　例

1．本書の使用は，最初に，「カルテの読解とレセプトの記載方法」を学んだ後で，次の「事例問題」に進んでいただくとよいと考える。また，随時「参考」や「ランク・アップ」などにも目をとおして，知識を増やせるよう配慮した。

2．「事例問題」の記載は，まず最初に，左側のページに施設の概要等の算定の条件を掲げ，その下に「カルテ」，使用薬剤等の一覧を示した。

　　次の見開きで「診療録（カルテ）から読み取れるもの」「算定上の留意事項」「点数算定」「レセプト記載上の留意事項」をまとめてある。

　　なお，「回答用白紙レセプト」は，別冊付録となっている。

3．収録したカルテは，外来・入院ともに実際のカルテをもとに手を入れたものであるが，外枠関係の患者名はもちろん仮名である。保険証の記号・番号，保険者記号なども仮のものを付した。症例中の日付等は各症例に合わせ設定した。

4．算定の条件は，カルテの上に掲げた。とくに断りのない限り，各種の届出などは行っていないものとして算定されたい。

5．算定の原則のうち【届出等の状況】には，施設基準の届出を行っている項目のほか，届出は要さないが施設基準を満たしている項目も記載している。

6．算定は原則として2024年6月現在の点数表による。高齢者の一部負担金については（現役並み所得者ではない）一般の場合として算定している。

7．レセプトの書き方は，そのすべてが「明細書の記載要領」などの厚生労働省通知で定められているわけではないので，規定外の細部（記載の順序，回数の数え方など）については著者の考える例示と理解していただきたい。コンピュータで打ち出したものなどと違うこともあるかもしれないが，実務上問題となることはなく，試験でもその書き方の詳細までは問われないことがふつうである。

8．また，周知のとおり，点数表の解釈自体にあいまいな部分があるため，場合によっては異なる算定もあり得る。疑問の点は編集部宛，ご指摘いただければ幸いである。

目　　次

レセプト点検のチェックポイント

参　　考

外来症例のカルテ読解・レセプト記載

カルテの解説

ⓐ 保険者番号：保険者には［社保］［国保］［後期高齢者］［生活保護］［労災］などがある。最低限［社保］［国保］の相違を区別できる知識が必要となる。この例では保険者番号の最初の［06］から、組合管掌健康保険であることが知れる。また、ⓜの欄からも確認することができる。

ⓑ 記号・番号：上記の保険者番号の記号および番号が記載されている。中点（・）の左側に記号、右側に番号が記載される。保険者によっては、記号のないものもある。

ⓒ 有効期限：当該保険の有効期限。試験問題として出される場合は、有効期限内であると考えてよい。実務上では、患者の退職・転職などにより変動がおおいに考えられる。退職・転職などにより、保険の資格を失った場合は、その保険者には保険請求できないことになるので、毎月1回は確認する必要がある。

ⓓ 資格取得：保険の資格取得の年月日。退職・転職により保険の変更がある場合はその取得年月日を正確に把握しておくことが大切である。

ⓔ 被保険者氏名：保険の被保険者。ⓖの患者名と同一であれば被保険者本人の受診となる。同一でない場合は、被保険者の扶養家族等と考えられる。その場合、被保険者証に該当者の氏名が記載されていることが条件となる。

ⓕ 事業所（所在地，名称）：被保険者の事業所の所在地・名称の欄。退職・転職により変わるので、保険の変更時には必ず訂正の必要がある。

ⓖ 氏名：患者の氏名。被保険者証に受診者の氏名が記載されていることが条件となる。

ⓗ 生年月日，男女の区別：患者の生年月日および男女の区別。診療報酬の多くの項目で［年齢加算］があるので十分注意を要するところ。コンピュータの入力においても、この欄を間違って行うと、種々に多大の影響が生じる。

ⓘ 住所：患者の住所。算定には直接関係しないが、患者動態を把握するうえでは、医療機関にとって重要なファクターとなる情報である。

ⓙ 職業：患者の職業。保険者との関連から正確な把握が大切といえる。

ⓚ 被保険者との続柄：ⓔとⓖ（患者の氏名）の関係を示す欄。

ⓛ 公費負担番号および公費負担医療の受給者番号：公費負担医療制度の該当者である場合は、その該当する公費負担者番号および受給者番号を記載する。公費負担医療が2つある場合には、第1公費、第2公費の順に記載する。

ⓜ 保険者（所在地，名称）：保険者の所在地・名称の欄。患者の保険の資格に変動があった場合の重要な情報源。

この症例の各条件

【施設の概要等】 診療所（内科，放射線科），血沈，尿沈渣設備有り
【届出の状況】 夜間・早朝等加算，明細書発行体制等加算

診療録

ⓐ	保険者番号	0 6 1 3 0 0 6 6		ⓖ	氏名	川原
ⓑ	記号番号	107・817				
ⓒ	有効期限	令和 年 月 日		ⓗ	生年月日	大昭平 38年
ⓓ	資格取得	昭和平成令和 年 月 日		ⓘ	住所	電話
ⓔ	被保険者氏名	川原崎 勇				
ⓕ	事業所（船舶所有者） 所在地/名称	電話 局 番		ⓙ	職業	

	傷　　　病　　　名
❶（1）	不眠症，本態性高血圧症（主）
（2）	
（3）	

❼ 既往症・原因・主要症状・経過等

❽ 令和6.8.2(金)
10：00
❾ 相変わらず寝つきが悪い。時々、頭重感。
父 75歳 卒中
母方の叔母 68歳 片不全麻痺
BP 190/104
❿ 本態性高血圧症に対する療養計画書を説明し、同意・署名を得て交付

令和6.8.16(金)
10：00
不変
BP 170/96
眼底出血（−）
療養指導（偏食のないように）
次回、DIP（点滴静注腎盂造影法）で高血圧との関連を検索する。
ウログラフィンテスト（−）

令和6.8.30(金)
10：00
⓫ 訴えは特になし
不眠：いまのところよく眠れる
BP 150/82
DIP n.p.
療養指導（前回事項の継続）

	使用薬剤品名	規格・単位	薬価(円)
内服薬	セルシン錠（2mg）	2mg 1錠	向 6.00
	ネルボン錠5mg	5mg 1錠	向 7.70
	フルイトラン錠2mg	2mg 1錠	9.80

【職員の状況】薬剤師（常勤）
【診療時間】月曜～金曜　9時～19時／土曜　9時～14時／日曜・祝日は休診
【医事会計システム電算化医療機関】

（抜粋）

崎　勇		Ⓛ	公費負担者番号			
			公費負担医療の受給者番号			
4　月　30　日　生		男女	公費負担者番号			
		Ⓜ	公費負担医療の受給者番号			

		Ⓚ	保険者	局　　　番		
被保険者との続柄	**本人**		所在地	電話　　局　　　番		
			名　称			

職務	開　始	終　了	転　帰	期間満了予定日
❷上外	❸令和　6　年 7　月　1　日	❹　　　年 月　　　日	❺治ゆ 死亡 中止	❻　　　年 月　　　日
上外	年 月　　　日	年 月　　　日	治ゆ 死亡 中止	年 月　　　日
上外	年 月　　　日	年 月　　　日	治ゆ 死亡 中止	年 月　　　日

❶ 処方・手術・処置等

❷ 6.8.2
○検尿；尿一般（糖定性，蛋白定性），沈渣（鏡検法）
❸ ○胸部単純X-P（アナログ撮影）　大角1枚
○ECG12
○B-BUN，クレアチニン，T-cho，中性脂肪，
　　ナトリウム，カリウム，クロール
❹ ○Rp）①セルシン　2mg　2T
　　　　　フルイトラン　2mg　2T　　朝昼　14日分
　　　　②ネルボン　5mg　2T　　屯用　3回分
○薬剤情報提供（文書）

6.8.16
○精密眼底検査（両側）
○眼底カメラ（両側，各4枚，ポラロイドフィルム）
　　（14円／枚）
❺ ○Rp）①do　14日分
　　　　②do　3回分

6.8.30
○DIP（アナログ撮影）　四ツ切3枚，半切1枚
❻ 　ウログラフィン注60%　100mL　1瓶
○Rp）①do　28日分

	使用薬品名	規格・単位	薬価（円）
注射	ウログラフィン注60%	60%100mL 1瓶	1,883.00

❶ **傷病名**：患者の傷病名欄。病名が慢性疾患である場合は，「医学管理等」の算定対象となる。また，基礎的な医学知識を蓄えることにより，診療録（カルテ）の内容を推し量る重要な情報となる。本例の場合は慢性疾患である不眠症，本態性高血圧症を傷病名とした症例。後者は，生活習慣病管理料（Ⅰ）（Ⅱ）の対象疾患である。

❷ **職務**：「上」→船員保険の被保険者で職務上の取扱いの場合。共済組合の船員組合員は，下船後3月以内の傷病で職務上の取扱いとなる場合。「外」→上記に該当する被保険者で，職務上でない場合。
（※船員保険の「業務上傷病」については，2010年1月から労災保険に移行したため，現在は，2009年12月31日以前の災害によるものだけが，医療保険の対象となっている）

❸ **開始**：上記の傷病の診療開始日を記載する。「基本診療料」（初診料・再診料）や「医学管理等」などの算定の基本条件となる。

❹ **終了**：上記の傷病の診療終了日を記載する。❸と同様，「基本診療料」「医学管理等」などの算定の基本条件となる。

❺ **転帰**：上記の傷病が「治ゆ」「死亡」「中止」など，どのような転帰となったかを記載する。❸，❹と連動して，「基本診療料」「医学管理等」などの算定の基本条件となる。

❻ **期間満了予定日**：継続療養の疾病の期間満了予定日。期間満了後は他保険への切り替えが必要となる。

❼ **既往症・原因・主要症状・経過等**：この欄には，既往症～経過等の内容を記載する。診療報酬の算定に関するものは，以降にふれる❶「処方・手術・処置等」の欄に主として記載されるが，既往症～経過等にふれるなかで，結果として，点数情報も盛り込まれることとなる。❶「処方・手術・処置等」の欄と連動して，記載内容を理解することが重要となる。

❽ **診療月日**：診療の行われた月日。ただし，特に記載事項のない場合は，省かれる可能性もある。

❾ **相変わらず寝つきが～**：内容から，傷病名(1)不眠症の症状・経過が記載されている。

❿ **療養計画書**：本態性高血圧症に対する療養計画書の説明・同意・交付。診療所であり，本態性高血圧症は生活習慣病管理料（Ⅰ）（Ⅱ）に規定する疾患のうち「高血圧性疾患」に該当。初診料を算定した日の属する月ではないので，算定できる。

⓫ **主訴**：「訴えは特になし」と記載されている。傷病名と併せて考える。

❶ **処方・手術・処置等**：この欄には，処方～処置等の内容を記載する。すなわち，❼の既往症～経過等の所見に基づき実施した診療行為が記載される。点数算定に関する情報が主体となる。

❷ **診療月日**：例示したカルテは，「不眠症等」の診療開始日が令和6年7月1日とあり，カルテに記載の〔8.2〕は，この患者の7月1日から継続している診療情報の8月分の記載であることがわかる。算定問題用として提示されるカルテは，この例のように継続されている医療情報の一部が用いられることが多い。本例の場合，外来のカルテであり，8月の診療は〔8.2〕が初回の診察として示されている。すなわち，8月1日は来院していないということになる。診療開始日および当月の診療日から〔8.2〕は再診であることがわかる。

❸ **実施した検査等**：「検尿」「沈査（鏡検法）」「ECG12」「B-BUN～クロール」が〔8.2〕に実施した検査の内容。検査は，8月16日にも行われている。

❹ **処方**：「Rp」は「処方せよ」の意の略語。処方内容を調剤するにはカルテそのものを用いることもあるが，本例のように薬剤師が常勤している場合は，処理上の便宜性から処方せん伝票が発行される。また，医療機関が院外の保険薬局を利用する場合は処方せんを発行することが必須となる。本例のように院内処方である場合は，算定の際に，カルテの記載内容と処方せんの記載内容が一致していることを確かめることが肝要となる。処方に記載されている内容から，内服，屯服，外用の分類をする。

❺ **処方**：処方の内容は8月2日と同様。

❻ **薬剤料**：ウログラフィン注60%は，30日の画像診断の際に使用した造影剤。本例では，薬剤料のほか，注入手技料も算定する。

レセプトの解説（その１）

❶ **○年○月分**：診療年と診療月を記載する。本例は令和４年９月分。

❷ **都道府県番号**：都道府県番号表に従い，該当する番号を記載する。たとえば，東京都の場合は13と記載する。

❸ **医療機関コード**：保険医療機関の届出により都道府県知事が承認した保険医療機関コードを記載する。

❹ **公費負担者番号①，公費負担医療の受給者番号①**：公費負担医療のうち，第１公費の公費負担者番号，公費負担医療の受給者番号を記載。

❺ **公費負担者番号②，公費負担医療の受給者番号②**：服公費負担医療が２つある場合は，第２公費を記載。

❻ **氏名，性別，生年**：氏名，性別，生年を記載。年齢加算がある場合は，月日まで記載する。

❼ **保険種別１**：該当する種別を○で囲む。本例の場合は，健康保険の被保険者であるから［１社・国］の欄を○で囲む。公費負担医療単独の場合は［２公費］，後期高齢者医療の場合は［３後期］の欄をそれぞれ○で囲む。

❽ **保険種別２（単独・併用，本人・６歳未満・家族・高齢者）**：
単独・併用欄：該当する種別を○で囲む。本例の場合は，社保単独であるから［１単独］を○で囲む。１種の公費との併用であれば［２併］，２種の公費との併用であれば［３併］を○で囲む。
本人・６歳未満・家族・高齢者欄：いずれか１つを○で囲む。本例の場合は被保険者（＝本人）の外来分であるから，［２本外］を○で囲む。被扶養者（家族）の外来の場合は［６家外］を○で囲む。なお，６歳未満の乳幼児の場合は［４六外］を○で囲む。また，高齢者９割給付の場合は［８高外一］を○で囲み，高齢者７割給付の場合は［０高外７］を○で囲む。

❾ **保険者番号**：設定された保険者番号８桁を記載する（国民健康保険は６桁を記載）。カルテの ⓐ 欄と同じ番号が入る。

❿ **被保険者証・被保険者手帳等の記号・番号**：被保険者証・被保険者手帳等の「記号及び番号」欄，またはカルテの ⓑ 記号および番号を記載する。

⓫ **職務上の事由**：船員保険，共済組合の船員組合員で該当する場合に記載。また，通勤災害である場合も該当する番号を○で囲む。

⓬ **特記事項**：特記事項に該当する場合は，明細書の記載要領の表（『診療点数早見表 2024年度版』p.1615）に従い，コード番号，略号を記載する。

⓭ **給付割合**：国民健康保険および退職者医療の場合，該当する給付割合を○で囲む。本例のように社保単独の場合は特に記載の必要はない。

⓮ **保険医療機関の所在地及び名称**：保険医療機関申請の際等に都道府県知事に届け出た所在地および名称を記載する（連絡先電話番号も併せて記載する）。

⓯ **傷病名**：傷病名を記載する。傷病名が４つ以上ある場合には，この欄の余白に順次番号を付けて傷病名を記載する。それでも記載しきれない場合には「摘要欄」に順次番号を付けて記載する。主傷病が区別できるように記載する。

⓰ **診療開始日**：該当する傷病名の診療開始日を記載する。診療開始日とは，当該保険医療機関において保険診療を開始した年月日をいい，和暦により記載する。

⓱ **転帰**：該当する傷病が治ゆした場合は「治ゆ」の字句を○で囲む。死亡した場合は「死亡」の字句を○で囲む。中止または転医の場合には「中止」の字句を○で囲む。また，欄内にその日付を入れる。

⓲ **診療実日数**：診療を行った日数を記載する。本例の場合は，３日。公費医療がある場合は，該当する公費に係る診療実日数を記載する。

⓳ **ベッド数（　床）**：①外来診療料を算定する場合に一般病床数を記載する。また，②特定疾患療養管理料の算定できる200床未満の病院である場合に許可病床数を記載する。本例は診療所の例であり，記載する必要はない。

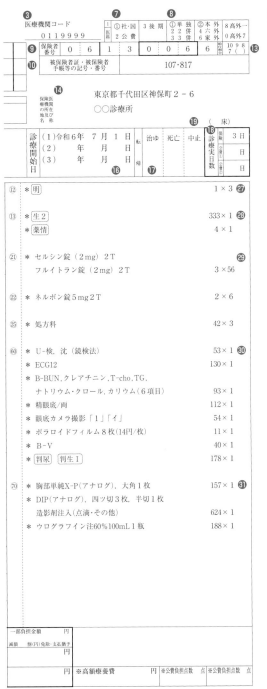

㉑ 合計点数を記載する。公費①，公費②がある場合は，それぞれの該当欄に合計点数を記載する。

㉒ 初診のある場合は，回数および点数を記載する。時間外，休日，深夜に該当する場合は，該当する文字を○で囲み，回数および点数を記載する。なお，月に2回以上初診のある場合，摘要欄に記載する。

㉓ 再診料の所定点数，回数および合計点を記載する。時間外，休日，深夜加算がある場合は，それぞれの回数および加算点数を別掲の指定の欄に記載する。
本例はいずれも再診である。生活習慣病管理料（Ⅱ）を算定しているため，外来管理加算は算定できない。また，本例では，時間外等の診療はない。

㉔ 医学管理等を算定した場合にその所定点数を記載する。本例では，8/2・16に特定疾患療養管理料に該当する指導を行っているので，2回算定する。また，薬剤情報提供料も算定する。

㉕ 在宅医療を算定した場合にその所定点数を記載する。本例は在宅医療に関連する行為はなし。

㉖ 「内服薬および浸煎薬」「屯服薬」「外用薬」を投与した場合に記載する。本例では「内服薬」と「屯服薬」が投与されている。
「内服薬」と「屯服薬」の「薬剤」の項にはそれぞれの薬剤の所定単位による総投与単位数と総点数を記載する。本例では，「内服薬」の総投与単位数は56単位，薬剤料の総合計は168点となる。「屯服薬」の総投与単位数は6単位，薬剤料の総合計は12点である。
「外用薬」の投与がある場合も同様に記載する。
処方の項には処方回数および点数を記載する。本例では8/2・16・30の3回処方がある。
麻毒の項→麻薬，向精神薬，覚せい剤原料，毒薬が投与された場合に算定。本例では，向精神薬が3回処方されている。
調基の項→調剤基本技術料を算定する。算定条件は常勤の薬剤師が勤務していること。本例は条件が満たされているので14点を算定する。

㉗ 時間外対応加算，明細書発行体制等加算などを算定したときに，略号を記載する。

㉘ 医学管理等は，厚生労働大臣が定めた疾患等に対し，その治療計画を立て，医師や看護師等が患者に療養上必要な管理（指導）を行った場合に算定する。項目によって，外来患者のみまたは入院患者のみ算定できるものや，併算定できないものもある。

㉙ 薬剤料に掲げる所定単位当たりの薬剤名，規格単位（％またはmg等），投与量および投与日数を記載する。本例の場合は内服薬なので，1剤1日分の内容を記載する。
明細書の記載要領では，この薬剤記載に関し，「ただし，医事会計システムの電算化が行われていないものとして地方厚生（支）局長に届け出た保険医療機関については，薬剤に掲げる所定単位当たりの薬価が175円以下の場合は，薬剤名，投与量等を記載する必要はない」とあり，薬剤名を記載しない場合があることの条件が書かれている。
ただし，本書における症例では，いずれも医事会計システムの電算化が行われている保険医療機関の症例として扱い，薬剤名，規格単位，投与量を記載した。

㉚ 検査名，回数および点数を記載する。検体検査については，「判断料のグループ別・検査日別」にまとめる。
なお，同じ判断料のグループでも，区分ごとに「包括項目」がある場合は，それらが区別できるように記載する。また，検査判断料は本例のように検査判断料全体をまとめても別々に記載してもよい。

㉛ 画像診断の種類，回数および点数を記載する。
画像診断に当たって，薬剤，特定保険医療材料を使用した場合は，処置・手術と同様に，①画像診断の種類，②画像診断に係る手技の加算，③画像診断に用いた薬剤，④特定保険医療材料──の順に記載する。

レセプト解説（その2）

⑳ 審査機関（社会保険支払基金，国保連合会）で記載するので請求時点では記載しない。

入院症例のカルテ読解・レセプト記載

カルテの解説

ⓐ 保険者番号：この欄の構成は下のようになっている。

法別番号	都道府県番号	保険者別番号	検証番号

本例の場合は法別番号［06］から組合管掌健康保険であること，都道府県番号［23］から愛知県であること，保険者番号から○○健保組合であることがわかる。検証番号はこの［0623222］の数字から定められた法則により算出する。コンピュータで処理する場合は，この法則を組み入れてマスターを作成しておけば，間違い入力した場合のチェックとして活かせる。

ⓑ 記号・番号：記号および番号は各保険者ごとに定められている。保険者番号のような規則性はなく，誤って入力してもチェックはできないので注意が肝要である。もし，誤入力した場合は，記号・番号不備としてただちに返戻の対象となる。

ⓒ 有効期限：当該保険の有効期限。原則として被保険者証書き換えの時期に定められている。被保険者が退職・転職する場合は，その該当日が有効期限となる。この場合には資格喪失となり，保険請求も無効となるので，定期的に被保険者証をチェックする必要がある。

ⓓ 資格取得：保険の資格取得の年月日。退職・転職により保険の変更がある場合は，新たな保険の取得月日を記載する。当然，保険者番号，記号・番号も変更となる。

ⓔ 被保険者氏名：保険の被保険者。被扶養者が受診した場合は，当該記載欄にその氏名が記載されていることを確認する。国保の場合は世帯主が該当。世帯主以外が受診した場合は，該当記載欄にその氏名が記載されていることを確認する。

ⓕ 事業所（所在地・名称）：被保険者の事業所の所在地・名称の欄。退職・転職により変わるので，保険の変更時には必ず訂正の必要がある。

ⓖ 氏名：患者の氏名。被保険者証に受診者の氏名が記載されていることが条件となる。

ⓗ 生年月日，男女の区別：患者の生年月日および男女の区別。［年齢加算］の基本となる情報。また，後期高齢者医療の該当者確認の情報でもある。誤入力・記載のないよう注意する。

ⓘ 住所：患者の住所。患者動態の重要な情報源。未収金等の管理においても大切な情報。

ⓙ 職業：患者の職業。保険者との関連から正確な把握が大切。

ⓚ 被保険者との続柄：ⓔとⓖ（患者の氏名）の関連を示す欄。

ⓛ 公費負担者番号および公費負担医療の受給者番号：公費負担医療が2つある場合は，第1公費，第2公費の順に記載する。

ⓜ 保険者（所在地，名称）：保険者の所在地・名称の欄。患者の保険の資格に変動があった場合の重要な情報源。

❶ 傷病名：患者の傷病名欄。レセプト作成に必須の情報であることはもちろん，病歴管理の最重要項目。病名に対する基礎的な医学知識を蓄えることにより，行われた医療行為も診療報酬の点数と関連づけて理解できる。診療録（カルテ）の内容を推し量る重要な情報。

❷ 職務：「上」→船員保険の被保険者で職務上の取扱いの場合。共済組合の船員組合員は，下船後3月以内の傷病で職務上の取扱いとなる場合。「外」→上記に該当する被保険者で職務上でない場合。
（※船員保険の「業務上傷病」については，2010年1月から労災保険に移行したため，現在は，2009年12月31日以前の災害によるものだけが，医療保険の対象となっている）

この症例の各条件

【施設の概要等】 一般病院（内科，外科，整形外科，産婦人科，小児科，放射線科，麻酔科），一般病棟のみ（230床）

【届出の状況】 急性期一般入院料5，診療録管理体制加算2，療養環境加算，医師事務作業補助体制加算2（75対1），医療安全対策加算1
安全対策加算1，画像診断管理加算2，入院時食事療養（Ⅰ）

診療

	保険者番号	0 6 2 3 2 2 7	ⓖ	氏名	東野
ⓑ	記号 番号	27・3605	ⓗ	生年月日	大昭平 35年
ⓒ	有効期限	令和　　年　　月　　日	受診者		
ⓓ	資格取得	昭和令和　　年　　月　　日	ⓘ	住所	電話
ⓔ	被保険者氏名	東野 行男	ⓙ	職業	
ⓕ 事業所 （船舶所有者）	所在地 名称	電話　　局　　番			

❶	傷　　病　　名
（1）肝癌（主）	
（2）転移性骨腫瘍（主）	
（3）食道静脈瘤破裂	

❼ 既往症・原因・主要症状・経過等

❽ 前回入院　平成30年8月25日〜平成30年9月6日

令和 6.8.30（金）
❾ 昨夜より腹部異常あり。
本日19時頃，新鮮血吐血，タール下血あり。
21時，来院。吐血（黒褐色）。
入院となる。
血圧 104/52　脈拍 96
輸血の必要性，危険性等について文書で説明。
令和 6.8.31（土）
❿ 腹部膨満
吐気（＋）
本日，Sclero
（Sclerotherapy of esophageal varices）
指示あるまで絶食。
⓫ 入院診療計画書作成。本人に文書で説明。
胸部単純X-P所見（放射線科医の読影文書）。
　⇒特に異常なし

	使用薬剤品名	規格・単位	薬価（円）
内服薬	ガスコンドロップ内用液2%	2%1gmL	3.40
外用薬	キシロカイン液「4%」	4%1mL	17.00
注射薬	アタラックス-P注射液（25mg/mL）	2.5%1mL 1管	57.00
	アドナ注（静脈用）100mg	0.5%20mL 1管	132.00
	アトロピン硫酸塩注射液	0.05%1mL 1管	95.00
	イオパミロン注300	61.24%20mL 1瓶	914.00
	オルダミン注射用1g	10%10g 1瓶	15,313.00
	生理食塩液	100mL 1瓶	147.00

特定保険医療材料
097食道静脈瘤硬化療法用穿刺針
097食道静脈瘤硬化療法用内視鏡固定用バルーン

❸ 開始：上記の傷病の診療開始日を記載する。「基本診療料」（初診料・再診料）や「医学管理等」などの算定の基本条件となる。

❹ 終了：上記の傷病の診療終了日を記載する。❸と同様，「基本診療料」「医学管理等」などの算定の基本条件となる。

❺ 転帰：上記の傷病の「治ゆ」「死亡」「中止」などの転帰を記載する。

❻ 期間満了予定日：継続療養の疾病の期間満了予定日。期間満了後は他保険への切り替えが必要となる。

❼ 既往症・原因・主要症状・経過等：この欄には，既往症〜経過等の内容を記載する。診療報酬の算定に関するものは，以降にふれる❶〜❹などの「処方・手術・処置等」の欄に主として記載されるが，内容によってはこの欄に点数情報も盛り込まれる。「処方・手術・処置等」の欄を理解するためにも，この欄の読み込みが必要となる。

❽ 現病歴：ここでは，現在の疾患がどのように始まり，どのような経過をたどって現在に至ったかの記録が記載されている。
　　　診察月日：診療の行われた月日。ただし，特に記載事項のない場合は，省かれる可能性もある。

❾ 現症：診察して客観的に医師が把握しうる患者の状態。本例では，緊急検査のあと入院になったことが読み取れる。

❿ 主要症状等：入院後の主要症状等が記載されている。検査等が行われた場合は，右欄の内容と併せ読むことで施行内容の確認となる。
　　　処方・手術・処置等：この欄には，処方から処置等の内容を記載する。すなわち，❼の既往症〜経過等の所見に基づき実施した診療行為が記載される。点数算定に関する情報が主体となる。❼の所見と併せ，記載内容を理解することが重要となる。

⓫ 入院診療計画書の作成：この記載から入院診療計画書が作成されたことがわかる。入院診療計画書には病名，症状，治療計画，検査・手術の内容および日程，推定入院期間などが記載される。

❶ 点滴：点滴の算定は1日分ごとにまとめて算定する。本例では30日と31日に施行されている。30日は，点滴注射量は1日当たり500mL以上なので点滴注射の手技料も併せ算定する。31日は手術日であるため，手数料は算定できない。一般に注射等に派生する手技料はカルテに記載されないと考えてよい。
　　　使用されている薬剤の薬効を確認することも必要である。
　　　点数算定をまっとうすることと同時に施行された投薬，注射，処置，手術，検査，画像，その他が傷病名とどのように関連するかを常に連動して捉えることが重要といえる。

❷ 画像診断：入院時検査として胸部単純撮影が行われている。

❸ 検査：検体検査（末梢血液一般，生化学Ⅰ）が行われている。検査にあたって診断穿刺・検体採取（検査に用いる試料を患者から採取すること）を行った場合は併せて算定する。診断穿刺なり検体採取は検査に派生する手技であり，記載を省略されることも多いので算定もれとならぬよう注意する。また，本例では該当しないが，検査によっては薬剤や特定保険医療材料の使用も考えられる。
　　　また，検体検査，生体検査の実施に併せて算定できる検査判断料はカルテには記載されないのが通常であるから算定もれとならないように注意しなければならない。
　　　実務的には，カルテ記載の指示とともに，検査伝票も発行される。多くの場合，検査伝票は点数算定に便利なように点数表の項目別分類に作成・発行されており，点数算定はこれらをうまく利用して行うことになる。また，検査判断料などもコンピュータで処理を行う場合は自動算定となっていることが多い。

❹ 投薬：入院時の投薬の算定としては薬剤料のほかに技術料として調剤料，調剤技術基本料を算定する。調剤料は外来とは異なり1日につき7点の算定となる。何日に処方されたのか，当月は何日間服用するのかに注意する。本例での算定はない。また，調剤技術基本料は入院・外来合わせて1回のみの算定であることに注意する。

【職員の状況】医師の数は医療法標準を満たしているが，標準を超えてはいない。薬剤師および看護職員（看護師および准看護師）数は医療法標準を満たしている。看護師比率70%以上
【診療時間】月曜〜金曜　9時〜17時／土曜　9時〜12時／日曜・祝日は休診
【所在地】愛知県名古屋市（地域：3級地）
【医事会計システム電算化医療機関】

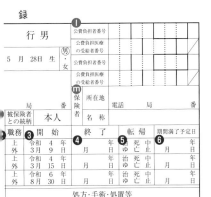

処方・手術・処置等

6.8.30
　○血算（Hb, Ht, W, R）
❶ ○点滴：ハルトマン液「コバヤシ」500mL，アドナ注（静脈用）100mg，トランサミン注5％ 5mL 2A
　○輸血：赤血球濃厚液-LR「日赤」血液200mL由来（注入量140mL）6袋　交叉試験6回
6.8.31
❷ ○胸部単純X-P（デジタル），画像記録用大角1枚
❸ ○血算（Hb, Ht, W, R），像（鏡検法）
　○生化学（TP, Alb, ALP, AST, ALT, LD, ChE, γ-GT, Bil/総, 直, TTT, T-cho, Amy, グルコース, BUN, UA, クレアチニン, ナトリウム, カリウム, クロール, カルシウム）
　○iv：ラシックス注20mg 1A，20％ブドウ糖20mL 1A，ソルダクトン静注用100mg 1A
　○術前点滴：ソリタ-T 3号輸液500mL
　○前処置：硫アト1A，ソセゴン15mg，アタP25mg
　○スクレロ（食道静脈瘤硬化療法）
　　EF-胃，ファイバーフィルム1本（@1,193円）
　　ブスコパン注20mg 1A，キシロカイン液4％ 5mL，ガスコンドロップ3mL，
　　イオパミロン注300 20mL，オルダミン注射用1g 1瓶
　　食道静脈瘤硬化療法用穿刺針　1本
　　食道静脈瘤硬化療法用内視鏡固定用バルーン　1本
　○硬化療法後，
　　点滴（フルマリン静注用1g 2瓶，生理食塩液100mL 1瓶）×2

	使用薬剤品名	規格・単位	薬価（円）
注射薬	赤血球液-LR「日赤」	血液200mLに由来する赤血球1袋	8,597.00
	ソセゴン注射液15mg	15mg 1管	89.00
	ソリタ-T 3号輸液	500mL 1袋	176.00
	ソルダクトン静注用100mg	100mg 1管	224.00
	トランサミン注5％	5％5mL 1管	65.00
	ハルトマン液「コバヤシ」	500mL 1瓶	231.00
	ブスコパン注20mg	2％1mL 1管	59.00
	ブドウ糖注射液	20％20mL 1管	67.00
	フルマリン静注用1g	1g 1瓶	1,286.00
	ラシックス注20mg	20mg 1管	65.00

	単位	金額（円）
	1本	3,690.00
	1本	7,200.00

録

行　男		⓵	公費負担者番号		
			公費負担医療の受給者番号		
5月28日生	男・女		公費負担者番号		
			公費負担医療の受給者番号		

局	番	ⓜ	所在地	電話　局　　番
		保険者		
被保険者との続柄	本人	名称		

職務	❸開始	❹終了	❺転帰	❻期間満了予定日
上外	令和 4年 3月 9日	年 月 日	治ゆ 死亡 中止	年 月 日
上外	令和 4年 3月15日	年 月 日	治ゆ 死亡 中止	年 月 日
上外	令和 6年 8月30日	年 月 日	治ゆ 死亡 中止	年 月 日

レセプトの解説（その1）

❶ ○年○月分

❷ 都道府県番号

❸ 医療機関コード

❹ 公費負担者番号①，公費負担医療の受給者番号①

❺ 公費負担者番号②，公費負担医療の受給者番号②

❻ 氏名，性別，生年

❼ 保険種別1

❶～❼は外来の解説を参照。

❽ 保険種別2（単独・併用，本人・6歳未満・家族・高齢者）
単独・併用欄；外来の解説を参照。
　本人・6歳未満・家族・高齢者欄（いずれか1つを○で囲む）；本例の場合は本人の入院分であるから，「1本入」を○で囲む。被扶養者（＝家族）の入院の場合は［5家入］を○で囲む。6歳未満の乳幼児の場合は［3六入］を○で囲む。
　また高齢者9割給付の場合は［7高入一］を○で囲み，高齢者7割給付の場合は［9高入7］を○で囲む。

❾ 保険者番号

❿ 被保険者証・被保険者手帳等の記号・番号

⓫ 職務上の事由

⓬ 特記事項

⓭ 給付割合

⓮ 保険医療機関の所在地及び名称

⓯ 傷病名

⓰ 診療開始日

⓱ 転帰

⓲ 診療実日数

❾～⓲は外来の解説を参照。

レセプト解説（その2）

⓳ 審査機関（社会保険支払基金，国保連合会）で記載するので請求時点では記載しない。

⓴ 合計点数を記載する。公費①，公費②がある場合は，それぞれの該当欄に合計点数を記載する。

㉑ 初診のある場合は，回数および点数を記載する。時間外，休日，深夜に該当する場合は，該当する文字を○で囲み回数および点数を記載する。
　外来で初診等の診察の結果，直ちに入院となった場合も入院のレセプトで外来分もまとめて請求する。

㉒ 医学管理等を算定した場合にその所定点数を記載する。本例では該当なし。

㉓ 在宅医療を算定した場合にその所定点数を記載する。本例は在宅医療に関する行為はなし。

㉔ 「内服薬および浸煎薬」「屯服薬」「外用薬」を投与した場合に記載する。
　調剤の項；処方された投薬を服用した日について1日7点を算定する。
　麻毒の項；麻薬，向精神薬，覚せい剤原料，毒薬が処方された場合に算定。
　調基の項；調剤技術基本料を算定する。

㉕ 「皮下筋肉内」「静脈内」「その他」の注射が行われた場合に算定。入院の場合，「皮下筋肉内」「静

診療報酬明細書 **❶**

（医科入院） 令和 6 年 8 月分 **❷** 都道府県番号 23

区分	精神 結核 療養		特 記 事 項
❻ 氏名	東 野 行 男		**⓬**
	①男 2女 1明 2大 ③昭 4平 5令 35. 5. 28生		
⓫ 職務上の事由	1 職務上 2 下船後3月以内 3 通勤災害		

❹ 公費負担者番号①　公費負担医療の受給者番号①
❺ 公費負担者番号②　公費負担医療の受給者番号②

⓯ 傷病名
（1）肝癌（主）
（2）転移性骨腫瘍（主）
（3）食道静脈瘤破裂

㉑ ⑪初　診	時間外・休日・深夜	回	点	公費分点数
㉒ ⑬医学管理				
㉓ ⑭在　宅				
㉔ ⑳投薬	㉑内　服	単位		
	㉒屯　服	単位		
	㉓外　用	単位		
	㉔調　剤	日		
	㉖麻　毒	日		
	㉗調　基			
㉕ ㉚注射	㉛皮下筋肉内	回		
	㉜静　脈　内	1 回	35	
	㉝その他	3 回	455	
㉖ ⑳処置	回			
	薬　剤			
㉗ ㊿手術麻酔	2 回	11,020		
	薬　剤		7,909	
㉘ ⑥検病理査	5 回	659		
	薬　剤			
㉙ ⑦画像診断	2 回	242		
	薬　剤			
㉚ ⑧その他				
	薬　剤			

㉛ 入院年月日　6 年 8 月 30 日

㊾診	⑨入院基本料・加算		点
急一般5	2,460 × 1 日間	2,460	
録管2	1,940 × 1 日間	1,940	
医2の75	× 日間		
環境	× 日間		
㉜ 安全1	× 日間		

⑫特定入院料・その他

㉞

保険療養の給付	**⓴** 請　求	点	※決　定	点	負担金額	円
	20	24,720	**⓳** 19		減額 割（円）免除・支払猶予	
公費①		点	※	点		円
公費②		点	※	点		円

左側（レセプト様式）

③ 医療機関コード													

⑨ 保険者番号　0 6 2 3　2 2 2　7

① 医科　1社・国　3後期　①単独　①本入　7高入一
2公費　　　　　22　23　2 3　35家　9高入7

⑩ 被保険者証・被保険者手帳等の記号・番号　　27・3605

⑬ 10 9 8 7（　）

⑭ 保険医療機関の所在地及び名称

診療開始	（1）令和4年　3月　9日	転帰	治ゆ	死亡	中止	診療実日数	保険	2 日
	（2）令和4年　3月 15日						公費①	日
	（3）令和6年　8月 30日						公費②	日

⑯ ⑰ ⑱

㉜ ＊ ラシックス注1A，20％ブドウ糖20mL1A，ソルダクトン100mg1A　35×1 ㉟
㉝ ＊ 点滴注射「2」　102×1
　　＊ ハルトマン液「コバヤシ」500mL1瓶，　㊱
　　　　アドナ注（静脈用）100mg1A，
　　　　トランサミン注5％5mL2A　49×1
　　＊ ソリタ-T3号輸液500mL，フルマリン静注用1g2瓶，
　　　　生理食塩液100mL2瓶　304×1
㊿ ＊ 保存血液輸血（注入量840mL）　㊲
　　　　血液交叉試験6回　2,030×1
　　＊ 赤血球液-LR「日赤」〔血液200mL由来〕6袋　5,158×1
　　＊ 食道・胃静脈瘤硬化療法（内視鏡によるもの）（30日）8,990×1
　　＊ 食道静脈瘤硬化療法用穿刺針（¥3,690）1本
　　　　食道静脈瘤硬化療法用内視鏡固定用バルーン
　　　　（¥7,200）1本　1,089×1
　　＊ アトロピン硫酸塩注射液1A，ソセゴン注射液15mg1A，
　　　　アタラックス-P注射液（25mg/mL）1A，ブスコパン注20mg1A，
　　　　キシロカイン液「4％」5mL，ガスコンドロップ内用液2％
　　　　3mL，イオパミロン注300 20mL，オルダミン注用1g1瓶
　　　　1,662×1
⑥ ＊ 緊検（30日21時，引き続き入院）　200×1 ㊳
　　＊ B-末梢血液一般　21×1
　　＊ B-末梢血液一般，像（鏡検法）　46×1
　　＊ B-TP，Alb，ALP，AST，ALT，LD，ChE，γ-GT，
　　　　BIL/総，BIL/直，TTT，T-cho，Amy，グルコース，
　　　　BUN，UA，クレアチニン，ナトリウム・クロール，
　　　　カリウム，カルシウム（入院初回）　123×1
　　＊ 判血I　生Ⅰ　269×1
⑦ ＊ 胸部単純X-P（デジタル），画像記録用大角1枚　172×1 ㊴
　　＊ 写真I　70×1
⑨ ＊ 急一般5（14日以内），録管2，医2の75，環境，安全1，
　　　　地域加算（3級地）　2,460×1
　　＊ 急一般5（14日以内），環境，地域加算（3級地）1,940×1

※高額療養費	円	※公費負担点数	点
⑰97 食事・生活	基準	円×　回	基準（生）円×　回
	特別	円×　回	特別（生）円×　回
	食堂	円×　回	
	環境	円×　日	減・免・猶・I・Ⅱ・3月超

	回	請求	円	※決定	円	（標準負担額）円
⑪保険	回		円	※	円	円
公費①	回		円	※	円	円
公費②						

脈内」は1日に行われた内容をそれぞれひとくくりにまとめて1回として数える。「その他」のうち，「点滴」も1日の内容をまとめて1回として記載する。

㉖ （点数欄）処置の回数および点数を記載する。薬剤が使用された場合は，薬剤の欄に点数を記載する。特定保険医療材料については明細書の記載要領に特に明確には書かれていない。
　（摘要欄）処置名，回数および点数を記載する。処置に伴って，薬剤，特定保険医療材料を使用した場合は，①処置料，②薬剤料，③特定保険医療材料の順に記載する。

右側（説明注記）

㉗ （点数欄）手術・麻酔の回数および点数を記載する。薬剤が使用された場合は，薬剤の欄に点数を記載する。特定保険医療材料については明細書の記載要領には特に明確には書かれていない。
　（摘要欄）手術は，手術名，手術日，回数および点数を記載する。麻酔は，麻酔の種類，回数および点数を記載する。麻酔に伴って薬剤を使用した場合は，使用薬剤名，規格単位および使用量を記載する。
　使用した薬剤，特定保険医療材料等の記載の順は，①手術名，②手術に係る手技の加算，③手術に用いた薬剤，④特定保険医療材料，⑤麻酔名，⑥麻酔に係る手技の加算，⑦麻酔に用いた薬剤の順に記載する。

㉘ 検査の回数および点数を記載する。検査名等の内容は摘要欄に記載する。記載の順序については特に定めはない。本例では施行順に記載した。ただし，生体検査は検体検査のあととした。

㉙ 画像診断の回数および点数を記載する。画像診断の種類内容は摘要欄に記載する。

㉚ その他の欄には，リハビリテーション，精神科専門療法，放射線治療の回数および点数を記載する。

㉛ 病院・診療所の別により，該当する文字を○で囲む。

㉜ 入院基本料種別欄→該当する入院基本料の種類別に記載する。入院基本料加算の該当項目がある場合は，該当する項目の略号を用いて記載する。

㉝ 入院基本料に係る1日当たりの所定点数（入院基本料および入院基本料加算の合計），日数および合計点数を記載し，「摘要」欄に当該所定点数の内訳を記載する。ただし，入院基本料が月の途中で変更した場合は，行を改めて，それぞれの入院基本料について同様に記載し，「摘要」欄に，変更の前後に分けて，当該所定点数の内訳を記載する。なお，入院基本料と入院基本料加算を区分して，行を改めて，同様に記載しても差し支えない。

㉞ 特定入院料等および短期滞在手術基本料に該当する項目の合計点数を記載する。「摘要」欄には各項目の内訳を記載する。

㉟ 点数欄の内訳を記載する。ただし，点数欄の記載のみで済む場合は，摘要欄の記載は省略してよい。

㊱ 皮下筋肉内，静脈内およびその他の注射の別に，注射の種類を記して，それぞれの所定単位当たりの使用薬剤の薬名，使用量および回数等を記載する（医事会計システムの電算化が行われていない医療機関の取扱いについては，外来を参照）。
　皮下筋肉内および静脈内注射等については，入院の場合は1日分ごとに記載する。

㊲ 本例では，輸血が行われている。輸血を行った場合は，回数，点数，その他必要な事項を記載する。なお，輸血に当たって使用した生血，自己血，保存血に行いの1日の使用量および原材料として使用した血液の総量ならびに薬剤について，その薬名，使用量の内訳および加算点数を「摘要」欄に記載する。また，血液成分製剤を使用した場合は，実際に注入した量を確認して算定する。

㊳ 検査名，回数および点数を記載する。検体検査については，「判断料のグループ別・検査日別」にまとめる。
　なお，同じ判断料のグループでも，区分ごとに「包括項目」がある場合は，それらが区別できるように記載する。また，検査判断料は本例のように検査判断料全体をまとめても別々に記載してもよい。

㊴ 画像診断の種類，回数および点数を記載する。
　画像診断に当たって，薬剤，特定保険医療材料を使用した場合は，処置・手術と同様に，①画像診断の種類，②画像診断に係る手技の加算，③画像診断に用いた薬剤，④特定保険医療材料——の順に記載する。

㊵ 「基準」の欄には，Ⅰ（入院時食事療養・生活療養Ⅰ）またはⅡ（入院時食事療養・生活療養Ⅱ）の区別を記載する。
　「基準」の項の右の項には，食事療養に係る1食当たりの所定金額および回数を記載する。
　なお，本例は該当しないが，特別食加算を算定した場合は，行を改めて，1食当たりの所定金額および回数を記載する。

㊶ 「請求」の項には，「保険」の項に，医療保険に係る食事療養を行った回数および当該食事療養に係る金額合計を記載する。「公費①」「公費②」に係る食事療養がある場合は，それぞれ該当の項に同様に記載する。「標準負担」の項には，「保険」の項に，医療保険の食事療養に係る負担額を記載する。「公費①」「公費②」がある場合は，該当の項に同様に記載する。

事 例 問 題（外来）

※すべてのカルテ，レセプト事例は
2024年６月現在の診療報酬に準拠
して算定しています。

【施設の概要等】一般病院（消化器内科，内分泌内科・外科・整形外科・脳神経外科・婦人科・眼科・皮膚科・耳鼻咽喉科・泌尿器科・救命救急科・放射線科・麻酔科），一般病床500床，救急告示病院（3次救急）
【届出の状況（要件を満たすものを含む）】急性期一般入院料1（入院関係の加算略），処置・手術の休日・時間外・深夜加算1（全科），院内トリアージ実施料，検体検査管理加算（Ⅳ），画像診断管理加算2，CT撮影「イ」（64列マルチスライス型　その他の場合），電子媒体画像保存
【職員の状況】医師数，薬剤師，看護職員（看護師および准看護師）数は医療法を満たしている。
【診療時間】月曜～金曜　8時30分～17時／土日，祝祭日は休診　　【所在地】大阪府大阪市

診療録	保険者番号		2 7 × × × ×	氏名	上田　隆弘			公費負担者番号			
	被保険者証・被保険者手帳	記号番号		受診者				公費負担医療の受給者番号			
		有効期限	令和　　年　　月　　日		生年月日	大・昭・平 31年 7月 4日生 （男・女）		公費負担者番号			
	資格取得		昭和・平成・令和　　年　　月　　日					公費負担医療の受給者番号			
	被保険者氏名		上田　隆弘		住所	電話　　　局　　　番		保険者	所在地	電話　　局　　番	
	事業所（船舶所有者）	所在地	電話　　局　　番								
		名称			職業	被保険者との続柄	本人		名称		

	傷　　　病　　　名	職務	開始	終了	転帰	期間満了予定日
（1）	頭部打撲傷	上・外	R6年 7月 7日	R6年 4月 18日	治ゆ・死亡・中止	年 月 日
（2）	右前頭部挫創（主）	上・外	R6年 7月 7日	R6年 4月 18日	治ゆ・死亡・中止	年 月 日
（3）	脳出血疑い	上・外	R6年 7月 7日	R6年 4月 11日	治ゆ・死亡・中止	年 月 日

既往症・原因・主要症状・経過等	処方・手術・処置等
R6.7.7（日） 【救急担当看護師により院内トリアージ実施（トリアージ内容は省略）】 診療医師：救命救急科　山田 【現病歴】 当院初診の男性。 2024年4月7日18時05分頃，自宅前の溝でつまずき，壁の角に右前頭部を打撲し，庭（砂利）に転倒した。出血したため心配になり，当院を救急受診した ＊打撲時の意識消失なし ＊後頚部痛なし ＊嘔気・嘔吐なし ＊受傷時の記憶は鮮明に覚えている 【アレルギー】なし 【内服薬】 △△クリニックより アムロジピン錠2.5mg　1T カンデサルタン錠4mg　1T ロスバスタチン錠2.5mg　1T 【既往歴】なし 【家族歴】なし 【嗜好歴】 喫煙：20歳から40歳まで30本/日。現在は禁煙 【生活歴】 ADL（食事/更衣/移動/排泄/整容/入浴）：自立 妻と同居 【身体所見】 GCS＝E4V5M6　独歩で入室（19時05分） BP：146/90mmHg　HR：63bpm　RR：18/min SpO_2：99%（room air）　BT：36.5℃ 瞳孔3mm/3mm，対光反射＋/＋ 視野正常，顔面の運動の麻痺所見なし 眼振なし，複視なし，四肢の運動障害なし 右前頭部に長径4cm，深さ0.5cmの挫創を認め，挫創周りの表面に砂がついている。活動性出血なし，内部に異物なし。 **R6.7.8（月）** 神経学的に問題なし。嘔気などもなし 放射線科医の読影結果（別紙）も問題なし 創部も問題なし。ドレッシング除去 シャワーも許可	**R6.7.7** 右前頭部に長径4cm，深さ0.5cmの挫創（筋肉臓器には達していない）を認め，診察時にはすでに止血は得られていた。キシロカイン1管にて局所麻酔を行ったのち，生理食塩水100mLにて十分に洗浄し，創内に異物ないことを確認した。続いてステイプラで3針縫合した後，ゲンタシンガーゼで被覆し処置をした（19時50分～20時15分）。 処置後は破傷風トキソイドを筋注。 明らかな神経学的異常所見は指摘できなかったが，頭部を強く打撲しており，頭蓋内精査目的に頭部CTを撮像（19時15分）し，明らかな頭蓋内出血は指摘できなかった。 頭部打撲所定用紙に従い，新規の症状が出現すれば再度受診いただくよう説明した。 また，創部フォローについては翌日に救命救急科を受診いただくよう本人に指示し良好な理解を得たため，カロナール処方のうえ帰宅とした。 ○検査 術前検査として感染症一式（19時10分）（梅毒血清反応定性，梅毒トレポネーマ抗体定性，HBs抗原，HCV抗体定性・定量） ＊当日検査結果を文書で交付 ○画像診断 頭部単純CT（マルチルーティン） ＊放射線科医に読影依頼 ○RP）院内処方 カロナール錠500mg1錠　屯服 4回分 ＊痛むとき服用　4/7～ ＊薬剤情報説明用紙に沿って説明（薬剤師） **R6.7.8** ○処置）創傷処置100cm²未満

	抜糸は1週間後。それまでに発赤・腫脹・排膿など あれば再診を指示 R6.7.16(火) 創部問題なし。抜鉤し終診		R6.7.16 ○処置）創傷処置100cm²未満

	使用薬剤品名	規格・単位	薬価(円)		使用薬剤品名	規格・単位	薬価(円)
内	カロナール錠500	500mg 1錠	11.20	注	生理食塩液	100mL 1瓶	145.00
注	キシロカイン注ポリアンプ1%	10mL 1管	79.00	注	沈降破傷風トキソイド	0.5mL 1瓶	1,063.00

◆◆◆カルテ読解

施設の概要等

国民健康保険の本人。患者負担割合は3割。27は大阪。

傷病名

打撲➡打撃や衝突などによって組織が損傷されること。皮下出血，腫脹，疼痛などを伴う。

挫創➡機械的外力によって，皮膚，皮下組織，および筋などが挫滅して，皮膚が開いた創。創の挫滅の激しいときは挫滅した部分を切除ないし掻爬して洗浄にし，止血して創縁を縫合する。

左欄 [7日]（経過等）

ADL➡Activities of Daily Livingの略。日常生活動作。

GCS➡Glasgow Coma Scaleの略。Teasdale Gらによって1974年に発表された意識レベルの評価指標。現在，世界的に広く使用され，世界標準となっている。

BP➡blood Pressureの略。血圧。

HR➡Heart rateの略。心拍数。

RR➡respiration rateの略。呼吸回数

BT➡body temperatureの略。体温。

◆◆◆点数算定

算定のポイント：以下の点に留意して算定する。
①生物学的製剤使用時の加算
②時間外等加算が算定できる手技料等
③時間外等加算の加算点数の範囲

初診料 [7日]

4月7日は休日のため，休日加算を算定できる。A000初診料291点＋「注7」休日加算250点＝541点。

外来診療料 [8，16日]

一般病床200床以上の保険医療機関のためA002外来診療料を算定する。76点×2＝152点。

医学管理等 [7日]

救急担当看護師により院内トリアージ実施➡初診料を算定する患者に緊急度区分に応じた院内トリアージを行い，カルテにその旨を記載した場合には，B001-2-5院内トリアージ実施料が算定できる。300点。

薬剤情報説明用紙に沿って説明（薬剤師）➡B011-3薬剤情報提供料4点。

投薬 [7日]

屯服➡カロナール錠500mg（11.20円）1錠を4回分。11.20円➡1点×4＝4点。

調剤料➡内服薬（屯服薬含む）のみの処方のため，F000「1」「イ」内服薬，浸煎薬及び屯服薬11点。

処方料➡F100処方料「3」42点。

調剤技術基本料➡職員の状況より薬剤師が配置されているため算定可能。F500「2」14点。

注射 [7日]

破傷風トキソイドを筋注➡G000皮内，皮下及び筋肉内注射25点。薬剤は沈降破傷風トキソイド0.5mL 1瓶（1,063.00円）➡106点。また当薬剤は生物学的製剤のため，注射「通則3」の生物学的製剤注射加算15点も併せて算定する。25点＋106点＋15点＝146点。

処置 [8，16日]

J000創傷処置「1」100cm²未満は，A002外来診療料に含まれ算定不可。

手術 [7日]

ステイプラで3針縫合➡「長径4cm，深さ0.5cmの挫創（筋肉臓器には達していない）」との記載より，K000創傷処理「4」筋肉，臓器に達しないもの（長径5cm未満）530点を，また汚染創に対して生理食塩液にて洗浄しているため「注3」デブリードマン加算100点も併せて算定する。530点＋100点＝630点。さらに手術「通則12」の「イ」（1）休日加算1（100分の160加算）は，注の加算も合計した点数に対して行う。（530点＋100点）×2.6＝1,638点。

> 摘要欄に「手術を実施した診療科，初診又は再診の日時及び手術を開始した日時を記載する」必要がある。

薬剤➡キシロカイン注ポリアンプ1％ 10mL 1管（79.00円），生理食塩液100mL 1瓶（145.00円）。79.00円＋145.00円＝224.00円➡22点。ガーゼ等の衛生材料は所定点数に含まれる。

検査 ［7日］
時間外等での検体検査➡検体検査実施料の「通則1」より，時間外緊急院内検査加算200点を算定。

> 摘要欄に検査開始日時を記載する。

当日検査結果を文書で交付➡検体検査実施料の「通則1」より，時間外緊急院内検査加算と同一日に算定不可。

梅毒血清反応定性，梅毒トレポネーマ抗体定性➡D012感染症免疫学的検査「1」梅毒血清反応（STS）定性（15点）＋「4」梅毒トレポネーマ抗体定性（32点）＝47点。免疫学的検査。

HBs抗原，HCV抗体定性・定量➡D013肝炎ウイルス関連検査「3」HBs抗原（88点）＋「5」HCV抗体定性・定量（102点）＝190点。免疫学的検査。

検体採取➡D400血液採取「1」静脈40点。

検査判断料➡D026検体検査判断料「6」免疫学的検査判断料144点。また，届出の状況より「注4」検体検査管理加算（Ⅳ）があるが，外来は（Ⅰ）を算定する。40点。

画像診断 ［7日］
時間外等での画像診断➡画像診断の「通則3」より時間外緊急院内画像診断加算110点を算定。

> 摘要欄に撮影開始日時を記載する。

頭部CT➡届出の状況よりE200コンピューター断層撮影（CT撮影）「1」CT撮影「イ」64列以上のマルチスライス型の機器による場合（2）その他の場合1,000点。コンピューター断層撮影診断料の「通則3」より電子画像管理加算120点。E203コンピューター断層診断450点。放射線科医より文書にて読影報告があり，翌診療日には報告されているため，画像診断の「通則5」画像診断管理加算2を算定する。175点。

ランクアップ！

外来管理加算 （⑫「再診」欄）   要チェック！

　診療所および一般病床数200床未満の病院の外来患者に対して再診料を算定したとき，ある一定の治療などを行っていないときに合わせてとれる加算点数です。なお，一般病床数が200床以上の病院の再診は外来診療料を算定するために，この加算はありません。

　内科再診などでは，患者さんの様子を診て，投薬を前回の処方通りに出すだけで，あまり点数が高くならない場合もあります。診療科による治療内容の差からくる点数格差を調整するために設けられたものと言われています。

　その趣旨からも，基本的な診療内容を超えない場合に限られます。よって，以下の点数表の各部の区分に掲げられる項目を行わなかった場合と定められています。①検査のうち，超音波検査等，脳波検査等，神経・筋検査，耳鼻咽喉科学的検査，眼科学的検査，負荷試験等，ラジオアイソトープを用いた諸検査，内視鏡検査，②医学管理等のうち，慢性疼痛疾患管理料，③リハビリテーション，④精神科専門療法，⑤処置，⑥手術，⑦麻酔，⑧放射線治療

　診療所および一般病床数200床未満の病院の外来レセプトで，再診料を算定するときは，必ず外来管理加算がとれるかどうかをチェックしてください。プロになると，無意識のうちにその作業をしているものです。

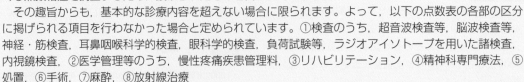

診療報酬明細書（医科入院外）

令和 6 年 7 月分　都道府県番号　医療機関コード

1 医科	①社・国 2 公費	3 後期	①単独 2 2併 3 3併	②本外 4 六外 6 家外	8 高外一 0 高外7

保険者番号	2 7 × × × ×
給付割合	10 9 8 ⑦（ ）
被保険者証・被保険者手帳等の記号・番号	××××××××
公費負担者番号①	
公費負担医療の受給者番号①	
公費負担者番号②	
公費負担医療の受給者番号②	

氏名　上田　隆弘

①男　2女　1明　2大　③昭　4平　5令　31. 7. 4 生

職務上の事由　1 職務上　2 下船後3月以内　3 通勤災害

特記事項

保険医療機関の所在地及び名称

（500 床）

傷病名	診療開始日	転帰
（1）右前頭部挫創（主）	（1）令和6 年 7 月 7 日	治ゆ（1）
（2）頭部打撲傷	（2）令和6 年 7 月 7 日	治ゆ（2）
（3）脳出血疑い	（3）令和6 年 7 月 7 日	中止（3）

死亡

診療実日数　保険 3 日　公費① 日　公費② 日

区分	項目		点数	公費分点数
⑪ 初診	時間外・休日・深夜	1 回	541点	
⑫ 再診	再診	76 × 2 回	152	
	外来管理加算	× 回		
	時間外	× 回		
	休日	× 回		
	深夜	× 回		
⑬ 医学管理			304	
⑭ 在宅	往診	回		
	夜間	回		
	深夜・緊急	回		
	在宅患者訪問診療	回		
	その他			
	薬剤			
⑳ 投薬	㉑内服 薬剤	単位		
	㉑内服 調剤	11 × 1 回	11	
	㉒屯服薬剤	4 単位	4	
	㉓外用 薬剤	単位		
	㉓外用 調剤	× 回		
	㉕処方	42 × 1 回	42	
	㉖麻毒	× 回		
	㉗調基		14	
㉚ 注射	㉛皮下筋肉内	1 回	146	
	㉜静脈内	回		
	㉝その他	回		
㊵ 処置		回		
	薬剤			
(50) 手術麻酔		1 回	1,638	
	薬剤		22	
(60) 検査病理		5 回	661	
	薬剤			
(70) 画像診断		4 回	1,855	
	薬剤			
(80) その他	処方せん	回		
	薬剤			

区分	摘要	点数×回数
⑬	＊[トリ]	300×1
	＊[薬情]	4×1
㉒	＊カロナール錠500　500mg　1錠	1×4
㉛	＊皮内，皮下及び筋肉内注射	
	生物学的製剤注射加算	
	沈降破傷風トキソイド　0.5mL　1瓶	146×1
(50)	＊創傷処理「4」（筋肉臓器に達しないもの）（長径5cm未満）	
	デブリードマン加算	
	[休]	
	救命救急科，初診日時：7日19時05分，	
	手術開始日時：7日19時50分	1,638×1
	＊キシロカイン注ポリアンプ1％　10mL　1管	
	生理食塩液　100mL　1瓶	22×1
(60)	＊[緊検]（7日）	
	検査開始時刻：19時10分	200×1
	＊STS定性，梅毒トレポネーマ抗体定性	47×1
	＊HBs抗原，HCV抗体定性・定量	190×1
	＊B-V	40×1
	＊[判免]　[検管Ⅰ]	184×1
(70)	＊[緊画]（7日）	
	撮影開始時刻：19時15分	110×1
	＊CT撮影	
	撮影部位（CT撮影）：頭部	
	電子媒体保存撮影（CT）　[電画]	1,120×1
	＊コンピューター断層診断	450×1
	＊[コ画2]	175×1

療養の給付	請求 点	※決定 点	一部負担金額 円
保険	5,390		減額　割(円)免除・支払猶予
公費①	点	※ 点	円
公費②	点	※ 点	円

※高額療養費　円　※公費負担点数　点　※公費負担点数　点

【施設の概要等】一般病院（内科・外科・整形外科・泌尿器科・リハビリテーション科），一般病棟60床，病院群輪番制病院
　（24時間365日），PACSシステム
【届出の状況（要件を満たすものを含む）】医療情報取得加算，地一般1，医2の30，補3，安全2，感向3，二次性骨折予防継続
　管理料1・3，薬剤管理指導料，電子媒体画像保存，入院時食事療養費（Ⅰ），食堂加算，在宅療養支援病院，脳血管疾患等
　リハビリテーション料（Ⅱ），廃用症候群リハビリテーション料（Ⅱ），運動器リハビリテーション料（Ⅱ）
【職員の状況】医師数および薬剤師および看護職員（看護師および准看護師）数は医療法を満たしている。放射線科医，麻酔
　科医については非常勤。
【診療時間】月曜～水曜，金曜　9時～17時／木曜，土曜　9時～13時／日曜，祝日，年末年始は休診
【所在地】三重県津市

診療録	保険者番号	0 6 2 4 × × × ×				氏名	飯野　小芭内		公費負担者番号			
	被保険者証 記号番号				受診者				公費負担医療の受給者番号			
	有効期限	令和　　年　　月　　日				生年月日	大昭平 41年 3月 17日 生	男・女	公費負担者番号			
	資格取得	昭和平成令和 年 月 日				住所			公費負担医療の受給者番号			
	被保険者氏名	飯野　小芭内					電話　　局　　番	保険者	所在地	電話　　局　　番		
	事業所（船舶所有者）	所在地	電話　　局　　番			職業	被保険者との続柄 本人		名称			
		名称										

傷病名	職務	開始	終了	転帰	期間満了予定日
（1）高血圧症（主）	上 外	R4年 11月 7日	年 月 日	治 死 中 ゆ 亡 止	年 月 日
（2）胃潰瘍（主）	上 外	R6年 8月 16日	年 月 日	治 死 中 ゆ 亡 止	年 月 日
（3）十二指腸潰瘍疑い	上 外	R6年 9月 19日	R6年 9月 21日	治 死 中 ゆ 亡 止	年 月 日
（4）ヘリコバクター・ピロリ菌感染症の疑い	上 外	R6年 9月 19日	R6年 9月 27日	治 死 中 ゆ 亡 止	年 月 日
（5）ヘリコバクター・ピロリ菌感染症	上 外	R6年 9月 27日	年 月 日	治 死 中 ゆ 亡 止	年 月 日

既往症・原因・主要症状・経過等	処方・手術・処置等
高血圧症にて通院中。 令和6年7月，会社の人間ドック（他院）にて胃部レントゲン（バリウム）検査を施行し，再検査を指摘され当院に令和6年8月16日受診。胃の不快感と疼痛を認めたため，胃潰瘍と診断し，PPIを処方し9月に胃カメラ検査と感染症検査を予約し帰宅。 R6.9.13（金） 検査前検査（感染症採血検査）を施行し帰宅。 マイナンバーカードによる診療情報取得に同意あり。 R6.9.19（木） 本日，胃部内視鏡検査施行。 胃痛（＋），内視鏡同意書確認 EGDは3年ぶり。 先月上旬，一過性に下痢をしていた。 2日1回　嘔吐 昨日は食事摂れていない。 食べると胃部不快感。 内視鏡所見：胃体下部に胃潰瘍所見あり⇒ピロリ菌検査 Bp：128/81　P：63　H.P：S/O　G.Polyp：S/O smt of stomach？ 1W後病理結果が出るので結果説明の為，再診予約とした。 R6.9.27（金） 本日，結果説明。 No malignancy seen 病理検査結果は問題なし 迅速ウレアーゼ　＋ ピロリ菌の説明を行い，本日から除菌開始 2～3カ月後に除菌判定へ	R6.9.13 ○検査） 　STS定性，梅毒トレポネーマ抗体定性 　HBs抗原，HCV抗体定性・定量 R6.9.19 ○検査） 　胃・十二指腸ファイバースコピー 　病理組織採取（胃2カ所，十二指腸1カ所） 　内視鏡下生検法 　迅速ウレアーゼ試験 ○検査薬剤） 　フルマゼニル注射液0.5mg「F」　1管 　ミダゾラム注射液10mg「テバ」　0.75管 　ガスコンドロップ内用液2％　5mL 　ガスチーム散4万単位／g　20,000単位 　炭酸水素ナトリウム「ケンエー」　1g 　キシロカインビスカス2％　4mL 　キシロカインゼリー2％　10mL 　キシロカインポンプスプレー8％　0.1g R6.9.27 ○内服） 　ボノサップパック400　7シート（9/28～10/4） 　タケキャブ錠20mg　1T　　1×夕　28TD 　ミヤBM細粒　3.0g 　ガスコン錠40mg　3T　　3×食後　28TD 　薬剤情報について，薬剤師より文書で交付・説明

		特定疾患療養指導
		1. 評価
		2. 計画
		3. 指導
		栄養 安静 運動 生活 入浴

○医学管理)
療養管理

	使用薬剤品名	規格・単位	薬価(円)		使用薬剤品名	規格・単位	薬価(円)
内用薬	ボノサップパック400	1シート	492.40	外用薬	炭酸水素ナトリウム「ケンエー」	10g	7.30
	タケキャブ錠20mg	20mg 1錠	144.80		キシロカインビスカス2%	2% 1mL	5.30
	ミヤBM細粒	1g	6.30		キシロカインゼリー2%	2% 1mL	6.30
	ガスコン錠40mg	40mg 1錠	5.70		キシロカインポンプスプレー8%	1g	27.70
	ガスコンドロップ内用液2%	2% 1mL	3.40	注射薬	フルマゼニル注射液0.5mg「F」	0.5mg 5mL 1管	1,005.00
	ガスチーム散4万単位／g	20,000単位	105.20		ミダゾラム10mg 2mL注射液	10mg 2mL 1管	92.00

◆◆◆カルテ読解

施設の概要等

健保組合の被保険者。患者負担割合は3割。

傷病名

胃潰瘍➡胃粘膜が胃液の自家消化作用を受けて生じた限局性の組織欠損をいう。症状としては食後の心窩部痛，悪心，嘔吐，吐血，下血などがみられる。

経過等欄

PPI➡プロトンポンプ阻害薬，本症例ではタケキャブ錠が該当。

左欄 [21日] （経過等）

EGD➡Esophagogastroduodenoscopyの略。上部消化管内視鏡。

◆◆◆点数算定

算定のポイント：以下の点に留意して算定する。
①検査のみで来院した場合の診察料
②ヘリコバクター・ピロリ感染症にかかる検査・投薬
③特定疾患療養管理料・生活習慣病管理料の算定要件
④病理組織の臓器の数え方

再診 [13, 19, 27日]

13日の来院については，前月予約分の検査のみを実施しているため診察料を算定できない。

初・再診料に関する通則(2)より，初診又は再診に付随する一連の行為とみなされる場合
ア　初診時又は再診時に行った検査，画像診断の結果のみを聞きに来た場合
イ　往診等の後に薬剤のみを取りに来た場合
ウ　初診又は再診の際検査，画像診断，手術等の必要を認めたが，一旦帰宅し，後刻又は後日検査，画像診断，手術等を受けに来た場合
（令6保医発0305・4）

19日も同様に前月予約分の検査のみを受けに来たように見えるが，診療録から医師が診察を行って

ると判断。19，27日はA001再診料75点×2＝150点。19日は同日に内視鏡検査を施行しているため「注8」外来管理加算は算定できないが，27日は算定できる。A001「注8」外来管理加算**52点**。

「注19」医療情報取得加算3は，診療録に「マイナンバーカードによる診療情報取得に同意あり」の記載があるため算定しない。

投薬 [27日]

内服➡ボノサップパック400（492.40円）7シート（この薬剤は1日3剤分が1シートに集約されている商品となっている）。492.40円⇒49点×7＝**343点**。当薬剤はヘリコバクター・ピロリ感染症に対する除菌薬であり，感染診断に用いる検査法は定められている。

ヘリコバクター・ピロリ感染の診断及び治療に関する取扱い
2　除菌前の感染診断
(1)　除菌前の感染診断については，次の7項目の検査

法のうちいずれかの方法を実施した場合に1項目のみ算定できる。

（中略）

① 迅速ウレアーゼ試験
② 鏡検法
③ 培養法
④ 抗体測定
⑤ 尿素呼気試験
⑥ 糞便中抗原測定
⑦ 核酸増幅法

（後略）

3　除菌の実施

　2の感染診断により，ヘリコバクター・ピロリ陽性であることが確認された対象患者に対しては，ヘリコバクター・ピロリ除菌及び除菌の補助が薬事法上効能として承認されている薬剤を薬事法承認事項に従い，3剤併用・7日間投与し除菌治療を行う。

（平成12年10月31日保険発180，最終改定：令4保医発1031・5）

　タケキャブ錠20mg（144.80円）1錠を28日分。144.80円→14点×28＝**392点**。ミヤBM細粒（6.30円）3.0g，ガスコン錠40mg（5.70円）3錠を28日分。6.30円×3錠＋5.70円×3錠＝18.90円＋17.10円＝36.00円→4点×28＝**112点**。タケキャブ錠のようなPPI製剤は処方日数上限が規定されており（胃潰瘍，逆流性食道炎で8週間，十二指腸潰瘍で6週間，一部維持療法には除外規定あり），その期限を超えて処方することはできない。今回のケースでは8月16日に4週間分処方，9月27日に再度4週間分を処方したと考え，算定できると判断した。

調剤料➡F000調剤料「1」入院中の患者以外の患者に対して投薬を行った場合「イ」内服薬，浸煎薬及び頓服薬**11点**。加算に関する薬剤はなし。

処方料➡F100処方料「3」1及び2以外の場合**42点**。また，特定疾患の対象病名である胃潰瘍に対しタケキャブ錠20mgが処方されているため，特定疾患処方管理加算の算定が可能。処方日数が28日以上のため，「注5」特定疾患処方管理加算を算定する。**56点**。

> ボノサップパック内にもタケキャブ錠20mgが入っているが，こちらはヘリコバクター・ピロリ除菌のためであり，胃潰瘍に対して投与しているものではない。

調剤技術基本料➡F500調剤技術基本料「2」その他の患者に投薬を行った場合**14点**。

医学管理　[27日]

特定疾患療養管理料➡対象疾患（胃潰瘍）は該当しているが，以下の下線部が行われていないため算定できない。「特定疾患療養管理料は，特定疾患を主病とする患者に対して，治療計画に基づき，服薬，運動，栄養等の療養上の管理を行った場合に，月2回に限り算定する」〔特定疾患療養管理料の通知(2)〕。診療録には，紙カルテでよくみられる指導内容記載のための印鑑は押されているが，その内容は全く記載されていない。

生活習慣病管理料（Ⅰ）（Ⅱ）➡高血圧症が対象疾患だが，当該管理料を算定するためには，療養計画書を交付し，その写しをカルテに添付していなければならない。したがって，本例では算定できない。

薬剤情報について，薬剤師より文書で交付・説明➡B011-3薬剤情報提供料**4点**。薬剤に関する情報を文書により提供しているため算定。

> おくすり手帳への記載に関しては書かれていないため，「注2」手帳記載加算は算定できない。

検査　[13，19日]

　[13日] STS定性，梅毒トレポネーマ抗体定性➡D012感染症免疫学的検査「1」梅毒血清反応（STS）定性，「4」梅毒トレポネーマ抗体定性。15点＋32点＝**47点**。免疫学的検査。

　[19日] 迅速ウレアーゼ試験➡D012感染症免疫学的検査「7」迅速ウレアーゼ試験定性**60点**。免疫学的検査。ヘリコバクター・ピロリ感染に対する検査を行うには対象患者が規定されている。

> ヘリコバクター・ピロリ感染の診断及び治療に関する取扱い
>
> 1　対象患者
> 　ヘリコバクター・ピロリ感染症にかかる検査については，以下に掲げる患者のうち，ヘリコバクター・ピロリ感染が疑われる患者に限り算定できる。
> ① 内視鏡検査又は造影検査において胃潰瘍又は十二指腸潰瘍の確定診断がなされた患者
> ② 胃MALTリンパ腫の患者
> ③ 特発性血小板減少性紫斑病の患者
> ④ 早期胃癌に対する内視鏡的治療後の患者
> ⑤ 内視鏡検査において胃炎の確定診断がなされた患者
>
> （平成12年10月31日保険発180，最終改定：令4保医発1031・5）

　なお，内視鏡検査等で確定診断した際の所見・結果を診療報酬明細書の摘要欄に記載することとされ

診療報酬明細書（医科入院外）　令和　6　年　9　月分　都道府県番号　医療機関コード

1 医科	①社・国　2 公費	3 後期	①単独　2 2併　3 3併	②本外　4 六外　6 家外	8 高外一　0 高外7

保険者番号	0	6	2	4	×	×	×	×	給付割合 10 9 8 7（　）

公費負担者番号①	公費負担医療の受給者番号①
公費負担者番号②	公費負担医療の受給者番号②
被保険者証・被保険者手帳等の記号・番号	

氏名	特記事項
飯野　小芭内	
①男　2女　1明　2大　③昭　4平　5令　41. 3. 17 生	
職務上の事由　1 職務上　2 下船後3月以内　3 通勤災害	

保険医療機関の所在地及び名称

（　　床）

傷病名	診療開始日	転帰	診療実日数
（1）高血圧症（主）	（1）令和4 年 11 月 7 日	治ゆ　死亡　中止	保険 3 日
（2）胃潰瘍（主）	（2）令和6 年 8 月 16 日	（3）9/19	公費① 日
（3）十二指腸潰瘍疑い	（3）令和6 年 9 月 19 日	（4）9/27	公費② 日
（4）ヘリコバクター・ピロリ菌感染症の疑い	（4）令和6 年 9 月 19 日		
（5）ヘリコバクター・ピロリ菌感染症	（5）令和6 年 9 月 27 日		

区分	項目			回	点	公費分点数
⑪ 初診	時間外・休日　深夜			回	点	
⑫ 再診	再診	75 × 2		回	150	
	外来管理加算	52 × 1		回	52	
	時間外	×		回		
	休日	×		回		
	深夜	×		回		
⑬ 医学管理					4	
⑭ 在宅	往診			回		
⑳ 投薬	㉑ 内服 薬剤		63	単位	847	
	調剤	11 × 1		回	11	
	㉒ 屯服薬剤			単位		
	㉓ 外用 薬剤			単位		
	調剤	×		回		
	㉕ 処方	× 1		回	98	
	㉖ 麻毒	×		回		
	㉗ 調基				14	
㉚	㉛ 皮下筋肉内			回		
(60) 検査病理			9	回	2,937	
	薬剤				110	
(70) 画像診断				回		
	薬剤					
(80) その他	処方せん			回		
	薬剤					

⑬	＊薬情　4×1
㉑	＊ボノサップパック400　1シート　49×7
	＊タケキャブ錠20mg　1錠　14×28
	＊ミヤBM細粒　3.0g
	ガスコン錠40mg　3錠　4×28
㉕	＊特処　56×1
(60)	＊梅毒血清反応（STS）定性，梅毒トレポネーマ抗体定性　47×1
	＊迅速ウレアーゼ試験　60×1
	内視鏡所見：胃体下部に胃潰瘍あり，ヘリコバクター・ピロリ感染を疑った
	＊HBs抗原，HCV抗体定性・定量　190×1
	＊胃・十二指腸ファイバースコピー
	ガスコンドロップ内用液２％　5mL
	ガスチーム散４万単位　0.5g
	炭酸水素ナトリウム「ケンエー」　1g
	キシロカインビスカス２％　4mL
	キシロカインゼリー２％　10mL
	キシロカインポンプスプレー８％　0.1g　1,156×1
	＊フルマゼニル注射液0.5mg「F」　1管
	ミダゾラム注射液10mg「テバ」　1管（0.75管使用，残破棄）110×1
	＊内視鏡化生検法「ウ」胃及び十二指腸（D414・N000）　310×1
	＊判免　144×1
	＊B-V　40×1
	＊病理組織標本作製「ウ」胃及び十二指腸（D414・N000）　860×1
	＊病理判断料　130×1

療養の給付	請求 点	※決定 点	一部負担金額 円
保険	4,223		減額　割(円)免除・支払猶予
公費①	点	※ 点	円
公費②	点	※ 点	円

※高額療養費　円　※公費負担点数　点　※公費負担点数　点

ている。さらに除菌後の感染診断を行う際は，除菌終了年月日（４週間以上経過していること）や静菌作用のある薬剤（ランソプラゾールなど）の中止または終了年月日（２週間以上経過していること）も記載する必要がある。

［13日］HBs抗原，HCV抗体定性・定量➡D013肝炎ウイルス関連検査「３」HBs抗原，「５」HCV抗体定性・定量。88点＋102点＝**190点**。

［21日］胃・十二指腸ファイバースコピー➡D308胃・十二指腸ファイバースコピー検査1,140点。加

算に関する行為はなし。今回のケースでは，通常の麻酔等以外に，鎮静及びその解除目的の薬剤を点滴注射として使用しているが，規定により手技料を別に算定できず，同項により薬剤のみを算定する。薬剤はまず麻酔等の投与分としてガスコンドロップ内用液2％（3.40円）5mL，ガスチーム散4万単位／g（105.20円）20,000単位，炭酸水素ナトリウム「ケンエー」10g（7.30円）1g，キシロカインビスカス2％（5.30円）4mL，キシロカインゼリー2％（6.30円）10mL，キシロカインポンプスプレー8％1g（27.70円）0.1g。3.40円×5＋105.20円×0.5＋7.30円×0.1＋5.30円×4＋6.30円×10＋27.70円×0.1＝17.00円＋52.60円＋0.73円＋21.20円＋63.00円＋2.77円＝157.30円→16点。1,140点＋16点＝**1,156点**。鎮静目的の注射薬としてフルマゼニル注射液0.5mg「F」（1,005.00円）1管，ミダゾラム10mg 2mL注射液（92.00円）0.75管。管（アンプル）の場合，一度開封すると再度封をすることはできないため，全量請求し使用量以外は破棄した旨を診療報酬明細書に記載する。1,005.00円＋92.00円＝1,097.00円＝**110点**。

[19日] **内視鏡下生検法**➡D414内視鏡下生検法（1臓器につき）310点。臓器の数え方については後述のN000病理組織標本作製に準ずる規定があり，胃と十二指腸は1臓器としてカウントする。なお，摘

要欄には「ア」～「ケ」の該当する項目を記載する。

病理組織標本作製
(1)「1」の「組織切片によるもの」について，次に掲げるものは，各区分ごとに1臓器として算定する。
　ア　気管支及び肺臓
　イ　食道
　ウ　胃及び十二指腸
　エ　小腸
　オ　盲腸
　カ　上行結腸，横行結腸及び下行結腸
　キ　S状結腸
　ク　盲腸
　ケ　子宮体部及び子宮頸部　　　　（令6保医発0305・4）

[13日] **採血料**➡D400血液採取「1」静脈40点。

[13，19日] **検体検査判断料**➡D026検体検査判断料「6」免疫学的検査判断料144点。

病理 [19日]
病理組織標本作製➡N000病理組織標本作製「1」組織切片によるもの（1臓器につき）860点。臓器の数え方，摘要欄への記載方法については前述の内視鏡下生検法と同一。届出の状況に「病理診断料」の記載がないためN007病理判断料を算定する。**130点**。

ランクアップ！

180日超入院への保険外併用療養費制度　　〔入院期間を確認しよう！〕

一般病棟入院基本料，特定機能病院入院基本料，専門病院入院基本料を算定している患者で，入院期間が180日を超えるものを対象に，入院基本料の85％を保険外併用療養費として給付し，残りは患者負担とする。患者から徴収する差額は医療機関が適正に定め，変更したときもそのつど地方厚生（支）局長に報告しなければならない。

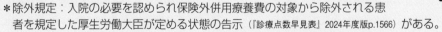

　＊除外規定：入院の必要を認められ保険外併用療養費の対象から除外される患者を規定した厚生労働大臣が定める状態の告示（『診療点数早見表』2024年度版p.1566）がある。
　＊①入院期間には他の医療機関の入院分も通算される。②急性増悪した場合はその日から特別の料金の徴収をやめ，30日経過後改めて除外患者に該当するか否かを判断する。

【施設の概要等】 一般病院（内科・外科・整形外科・泌尿器科・リハビリテーション科），一般病床90床，病院群輪番制病院（24時間365日），PACSシステム，院外処方

【届出の状況】 地域一般入院料１，看護補助加算３，医師事務作業補助体制加算２（75対１），医療安全対策加算２，感染対策向上加算３，地域加算７，二次性骨折予防継続管理料１・３，電子媒体画像保存，入院時食事療養費（Ⅰ），食堂加算，在宅療養支援病院，脳血管疾患等リハビリテーション料Ⅱ，廃用症候群リハビリテーション料Ⅱ，運動器リハビリテーション料Ⅱ・薬剤指導管理料

【職員の状況】 医師数および薬剤師および看護職員（看護師および准看護師）数は医療法を満たしている。放射線科医，麻酔科医については非常勤。

【診療時間】 月曜～金曜　９時～17時／土曜　９時～12時／日曜，祝祭日，年末年始（12月30日～１月３日）は休診

【所在地】 福井県福井市

診療録	保険者番号				18××××		氏名受診者	郷田　きよ子	公費負担者番号		
	記号番号							公費負担医療の受給者番号			
	有効期限	令和　　年　　月　　日					生年月日 大昭平 31年　4月　12日 生　男・女		公費負担者番号		
	資格取得	昭和平成令和　　年　　月　　日							公費負担医療の受給者番号		
	被保険者氏名	郷田　きよ子				住所	電話　　局　　番	保険者	所在地 電話　　局　　番		
	事業所（船舶所有者）	所在地	電話　　局　　番								
		名称				職業	被保険者との続柄 家族		名称		

傷病名	職務	開始	終了	転帰	期間満了予定日
（1）左橈骨遠位端骨折の術後（主）	上外	R6年 9月 2日	年 月 日	治ゆ 死亡 中止	年 月 日
（2）骨粗しょう症（主）	上外	R6年 4月 21日	年 月 日	治ゆ 死亡 中止	年 月 日
（3）左大腿骨頚部骨折の術後	上外	R6年 4月 21日	年 月 日	治ゆ 死亡 中止	年 月 日
（4）左手関節拘縮	上外	R6年 9月 2日	年 月 日	治ゆ 死亡 中止	年 月 日
（5）両変形性膝関節症	上外	R6年 9月 2日	年 月 日	治ゆ 死亡 中止	年 月 日
（6）変形性腰椎症	上外	R6年 9月 2日	年 月 日	治ゆ 死亡 中止	年 月 日
（7）右足関節捻挫	上外	R6年 9月 30日	年 月 日	治ゆ 死亡 中止	年 月 日

既往症・原因・主要症状・経過等	処方・手術・処置等
R6.9.2(月) 左橈骨骨折のOPEを娘宅の近く（東京都）の○○病院にて施行しギプス固定後，当院にてフォロー 先月25日にギプス除去後拘縮を認める 以前より腰痛＋。最近痛み増し，立ち上がれないこともある。しばらく温めると軽減 膝も痛い レ線では左はやや外反型で，右は内反型 体重48kg　身長148cm とりあえず10kgで牽引。 骨粗鬆症治療中 経過観察評価のため（前回検査：令和6年4月22日） 骨代謝マーカー本日検査へ 次回，骨量測定へ 在宅自己注射での治療の方がいいか 在宅自己注射の仕組みや方法について患者に指導を行った（パンフレット渡し） R6.9.6(金) 膝の痛みは，大分軽減 腰痛は相変わらずだが，牽引すると楽 本日，骨量測定 骨塩：腰椎76　大腿69 結果，骨折予防継続説明 **【二次性骨折予防継続管理料算定】**	R6.9.2 ○画像 　腰部デジタルX-P　4方向（電子画像管理） 　両膝デジタルX-P　6方向（電子画像管理） ○処置）腰部牽引10kg，ホットパック ○注射 　左膝関節腔内注射 　アルツディスポ関節注25mg　1％　2.5mL　1筒 　キシロカイン注ポリアンプ1％　5mL　1A ○検査 　末梢血液一般 　C反応性蛋白（CRP） 　TP, Alb, BUN, クレアチニン, UA, ALP, ナトリウム及びクロール, カリウム, カルシウム, AST, ALT, γ-GT, CK, LD 　PTH, ucOC, TRACP-5b, PINP ○処方 　①インテナースパップ70mg　10cm×14cm 　　7枚入り8袋（腰部・1日2枚使用） 　②ボルタレン錠25mg　3錠 　　ミオナール錠50mg　3錠 　　セルベックスカプセル50mg　1カプセル 　　　　　　　　　　　　　3×ndE　28日分 　③ワンアルファ錠0.5μg　1錠 　　ラロキシフェン塩酸塩錠60mg「サワイ」　1cap 　　　　　　　　　　　　　1日1回　5日分 R6.9.6 ○検査） 　骨塩定量検査（DEXA法）

（二次性骨折予防継続管理料１：令和４年４月21日算定）
計画書は別添
本日よりテリボン皮下注開始
【在宅自己注射指導料】
自己注射について説明及び指導文書交付（別紙）した
来週（13日）にも再度説明予定
看護師に注射の方法について指導を依頼
来週より拘縮箇所についてリハ開始。

R6.9.12（木）
リハ診察　左橈骨骨折後の拘縮
基本動作訓練，関節可動域訓練を
握力５kg，屈曲62°，伸展43°，外転12°，内転32°
BP：126/84　HR86　np
リハ10：10～11：05

R6.9.13（金）
腰痛　軽減
BP：124/87　HR83　np
リハ時に看護師から自己注射指導あるとのこと

R6.9.19（木）
リハ診察
CC：お風呂上りに可動域の訓練を行っている
リハはきつくないと。腰は相変わらずである
BP：120/81　HR88
リハ10：00～10：45

R6.9.20（金）
腰痛＋
BP：119/81　HR85　np

R6.9.26（木）
リハ診察
np
BP：127/85　HR85
リハ10：10～10：35

R6.9.30（月）
先週金曜日に階段で右足関節捻った
腫脹＋　Pain＋
骨折像なし
アンクルエイトにて固定

〔大腿骨同時撮影加算（DEXA法）〕
初回〔骨塩定量検査（DEXA腰椎撮影）〕
○処方）
テリボン皮下注28.2μgオートインジェクター
週２回　８キット
○処置）腰部牽引10kg，ホットパック
○指導）
看護師より自己注射の方法について指導室（個室）にて指導（11：10～11：45）。指導内容は別紙
R6.9.12
○リハビリ）
運動器疾患リハビリテーション　２単位（PT実施）
早期リハ加算，初期加算
R6.9.13
○処置）腰部牽引10kg，ホットパック
○指導）
看護師よりリハ室でホットパック中に再度自己注射の方法について指導（10：15～10：45）
R6.9.19
○リハビリ）
運動器疾患リハビリテーション　２単位（PT実施）
早期リハ加算，初期加算
R6.9.20
○処置）腰部牽引10kg，ホットパック
R6.9.26
○リハビリ）
運動器疾患リハビリテーション　１単位（PT実施）
早期リハ加算，初期加算
R6.9.30
○画像）両足デジタルX-P　４方向（電子画像管理）
○処置）足関節捻挫絆創膏固定術
○処方）
①インテナースパップ70mg　10cm×14cm
　７枚入り８袋（腰部・１日２枚使用）
②ボルタレン錠25mg　３錠
　ミオナール錠50mg　３錠
　セルベックスカプセル50mg　１カプセル
　　　　　　　　　　　　３×ndE　28日分
③ロキソプロフェンナトリウム錠60mg
　「クニヒロ」　１錠　　　　　屯用　10回分

	使用薬剤品名	規格・単位	薬価（円）		使用薬剤品名	規格・単位	薬価（円）
内用薬	ボルタレン錠25mg	25mg　１錠	7.90	外用薬	ラロキシフェン塩酸塩錠60mg「サワイ」	60mg　１錠	23.90
	ミオナール錠50mg	50mg　１錠	9.50		インテナースパップ70mg	10cm×14cm　１枚	11.50
	セルベックスカプセル50mg	50mg　１カプセル	9.60	注射薬	アルツディスポ関節注25mg	1% 2.5mL　１筒	733.00
	ロキソプロフェンナトリウム錠60mg「クニヒロ」	60mg　１錠	9.80		キシロカイン注ポリアンプ1%	1% 5mL　１管	59.00
	ワンアルファ錠0.5μg	0.5μg　１錠	9.60		テリボン皮下注28.2μgオートインジェクター	28.2μg　１キット	5,995.00

◆◆◆カルテ読解

施設の概要等

国民健康保険の被保険者。患者負担割合は３割。18は福井県。

傷病名

橈骨遠位端骨折➡前腕骨の親指側にある橈骨の末端部の骨折。手をついて転倒して起こることが一般的である。

◆◆◆点数算定

算定のポイント：以下の点に留意して算定する。
①外来リハビリテーション診療料の算定要件
②在宅療養指導料の算定要件
③二次性骨折予防継続管理料の算定方法
④両側レントゲン撮影の撮影料

再診［2，6，12，13，19，20，26，30日］
再診料➡200床未満の医療機関のためA001再診料を算定する。75点×8＝**600点**。

全日において処置料・リハビリテーション料の算定があるため，「注8」外来管理加算は算定できない。また，B001-2-7外来リハビリテーション診療料は，1週間に2日以上リハビリテーションを提供する必要があり（当事例では週1日），算定できない。

指導［6，13日］
［6日］看護師より自己注射の方法について指導➡後述のとおり第2部第2節第1款の在宅療養指導管理料（当事例ではC101在宅自己注射指導管理料）を算定している患者のため，B001「13」在宅療養指導管理料が算定できる。初回の指導を行った月にあっては月2回に限り算定ができるが，①保健師，助産師又は看護師が，②30分以上，③患者のプライバシーが配慮されている専用の場所で行う——必要がある。当事例では6日については①〜③まで該当するが，13日についてはリハ室内で行っており，③が該当しないため算定できない。170点。
［6日］二次性骨折予防継続管理料算定➡外来での算定のため，B001「34」「ハ」二次性骨折予防継続管理料3を算定する。**500点**。

同一保険医療機関内で同月複数回の算定はできないため，「イ」二次性骨折予防継続管理料1の算定日を確認すること（この例では4月22日）。なお，「イ」「ロ」については入院中1回限り，「ハ」については初回算定日の属する月から起算して1年を限度として，月1回算定ができる。また，診療報酬明細書の摘要欄には初回算定年月日を記載する。

在宅［6日］
在宅自己注射指導料➡C101在宅自己注射指導管理料「2」1以外の場合「イ」月27回以下の場合650点。骨粗鬆症に対してテリボン皮下注（テリパラチ

ド製剤）の自己注射を週2回（月8回）行っているため算定。初回の指導を行った日の属する月から起算して3月以内は「注2」導入初期加算580点を所定点数に加算する。650点＋580点＝**1,230点**。薬剤はテリボン皮下注28.2μgオートインジェクター（5,995.00円）8キット。5,995.00円×8キット＝47,960円⇒**4,796点**。

在宅自己注射の導入前には「入院又は2回以上の外来，往診若しくは訪問診療により，医師による十分な教育期間をとり，十分な指導を行った場合に限り」算定が可能。当事例では2日の時点で医師から在宅自己注射について指導があったため該当する。

投薬［2，30日］
［2日］内服薬➡ワンアルファ錠0.5μg（9.60円）1錠，ラロキシフェン塩酸塩錠60mg「サワイ」（23.90円）1錠を5日分処方。9.60円＋23.90円＝33.50円→3点×5＝**15点**。
［2，30日］内服薬➡ボルタレン錠25mg（7.90円）3錠，ミオナール錠50mg（9.50円）3錠，セルベックスカプセル50mg（9.60円）3カプセルを両日とも28日分ずつ処方。（7.90円＋9.50円＋9.60円）×3錠＝81.00円→8点×56＝**448点**。
［30日］屯服薬➡ロキソプロフェンナトリウム錠60mg「クニヒロ」（9.80円）1錠を10回分処方。9.80円→1点×10＝**10点**。
［2，30日］外用薬➡インテナースパップ70mg10cm×14cm（11.50円）を両日とも56枚ずつ処方。11.50円×56枚＝644.00円→64点×2＝**128点**。摘要欄には1日用量又は投与日数を記載する。なお，令和6年度診療報酬改定で，1処方での処方上限63枚について，その対象が湿布薬から貼付剤へ変更された。貼付剤を63枚を超えて処方した場合にはその理由を記載する必要がある。
［2，30日］調剤料➡両日ともF000調剤料「1」入院中の患者以外に対して投薬を行った場合「イ」内服薬，浸煎薬及び屯服薬11点，同「ロ」外用薬8点を算定。麻薬等加算に該当する薬剤はなし。11点×2＝22点，8点×2＝16点。
［2，30日］処方料➡両日ともF100処方料「3」42点。加算に係る薬剤や疾患はなし。42点×2＝**84点**。
調剤技術基本料➡F500調剤技術基本料「2」**14点**。

診 療 報 酬 明 細 書
(医科入院外)

令和 6 年 9 月分　　都道府県番号　　医療機関コード

| 1 医科 | ①社・国 2公費 | 3後期 | ①単独 2 2併 3 3併 | 2本外 4六外 6家外 | 8高外一 0高外7 |

保険者番号　　1 8 × × × ×　　給付割合 10 9 8 7 ( )

被保険者証・被保険者手帳等の記号・番号　　××××××××

公費負担者番号①
公費負担者番号②
公費負担医療の受給者番号①
公費負担医療の受給者番号②

氏名　郷田　きよ子
1男 ②女　1明 2大 ③昭 4平 5令　31. 4. 12 生
職務上の事由　1 職務上　2 下船後3月以内　3 通勤災害

特記事項

保険医療機関の所在地及び名称

(90 床)

傷病名
(1) 左橈骨遠位端骨折の術後 (主)
(2) 骨粗しょう症 (主)
(3) 左大腿骨頸部骨折の術後
(4) 左手関節拘縮
(5) 両変形性膝関節症
(6) 変形性腰椎症

以下，摘要欄

診療開始日
(1) 令和 6 年 9 月 2 日
(2) 令和 6 年 4 月 21 日
(3) 令和 6 年 4 月 21 日
(4) 令和 6 年 9 月 2 日
(5) 令和 6 年 9 月 2 日
(6) 令和 6 年 9 月 2 日

転帰　治ゆ　死亡　中止

診療実日数　保険 3 日　公費① 日　公費② 日

⑪ 初　　　診	時間外・休日 深夜	回	点	公費分点数
⑫ 再診	再　　　診	75 × 8 回	600	
	外来管理加算	× 回		
	時　間　外	× 回		
	休　　　日	× 回		
	深　　　夜	× 回		
⑬ 医学管理			670	
⑭ 在宅	往　　　診	回		
	夜　　　間	回		
	深夜・緊急	回		
	在宅患者訪問診療	回		
	そ　の　他	1	1,230	
	薬　　　剤		4,796	
⑳ 投薬	㉑内服 薬剤	61 単位	463	
	調剤	11 × 2 回	22	
	㉒屯服薬剤	1 単位	10	
	㉓外用 薬剤	1 単位	128	
	調剤	8 × 2 回	16	
	㉕処　方	42 × 2 回	84	
	㉖麻　毒	× 回		
	㉗調　基		14	
㉚ 注射	㉛皮下筋肉内	回		
	㉜静　脈　内	回		
	㉝そ　の　他	1	159	
㊵ 処置		2 回	640	
	薬　　　剤			
㊿ 手術麻酔		回		
	薬　　　剤			
⑳ 検病査理		7 回	1,597	
	薬　　　剤			
⑩ 画診像断		4 回	1,333	
	薬　　　剤			
⑳ その他	処方せん	回		
	薬　　　剤	3	850	

(7)　右足関節捻挫　　　　　　　　(7)　令和06年09月30日

⑬　＊在宅指導　　　　　　　　　　　　　　　　170×1
　　＊二次性骨折予防継続管理料3　　　　　　　500×1
　　　初回算定年月日（二次性骨折予防継続管理料3）；令和06年09月06日

⑭　＊注
　　導入初期加算　　　　　　　　　　　　　　1,230×1
　　＊在宅にて使用（薬剤）
　　　テリボン皮下注28.2μgオートインジェクター　8キット　4,796×1

㉑　＊ワンアルファ錠0.5μg　1錠
　　　ラロキシフェン塩酸塩錠60ｍｇ「サワイ」　1錠　　　3×5
　　＊ボルタレン錠25mg　3錠
　　　ミオナール錠50mg　3錠
　　　セルベックスカプセル50mg　3カプセル　　　　　　8×56
㉒　＊ロキソプロフェンナトリウム錠60mg「クニヒロ」　1錠　1×10
㉓　＊インテナースパップ70mg　56枚　　　　　　　　64×2
　　　貼付剤の1日用量又は投与日数（薬剤料）；1日2枚・56日分
㉗　＊調基　　　　　　　　　　　　　　　　　　　　14×1

㉝　＊関節腔内注射（左膝）　　　　　　　　　　　　80×1
　　＊アルツディスポ関節注25mg　1％2.5mL　1筒
　　　キシロカイン注ポリアンプ1％5mL　1管　　　　79×1

㊵　＊介達牽引　　　　　　　　　　　　　　　　　　35×4
　　＊絆創膏固定術　　　　　　　　　　　　　　　500×1

⑥　＊末梢血液一般　　　　　　　　　　　　　　　　21×1
　　＊生化学的検査（Ⅰ）10項目以上　　　　　　　103×1
　　　(TP, Alb, BUN, Cr, UA, ALP, Na・Cl, K, Ca, AST,
　　　ALT, γ-GT, CK, LD)
　　＊内分泌学的検査　3項目以上5項目以下　　　　410×1
　　　(PTH, ucOC, TRACP-5b, PINP)
　　＊C反応性蛋白（CRP）　　　　　　　　　　　　16×1
　　＊判血　判生Ⅰ　判生Ⅱ　判免　　　　　　　　　557×1
　　＊骨塩定量検査（DEXA法による腰椎撮影）腰撮　450×1
　　　前回実施年月日〔骨塩定量検査（DEXA法による腰椎撮影）〕；
　　　令和04年04月21日
　　＊B-V　　　　　　　　　　　　　　　　　　　40×1

⑩　＊腰部X-P（4方向）

	請　求	点	※決　定	点	一部負担金額 円
保険	12,612				減額　割(円)免除・支払猶予
療養の給付 公費①		点	※	点	円
公費②		点	※	点	円

※高額療養費　　円　※公費負担点数　点　公費負担点数　点

14

撮影部位（単純撮影）：腰椎 [電画] 440×1
＊右膝X-P（3方向）
撮影部位（単純撮影）：膝__；右膝 [電画] 279×1
＊左膝X-P（3方向）
撮影部位（単純撮影）：膝__；左膝 [電画] 279×1
＊両足X-P（4方向）
撮影部位（単純撮影）：足__；両足 [電画] 335×1
⑧⓪ ＊運動器リハビリテーション料Ⅱ（理学療法士による場合）
2単位 340×2
疾患名（運動器リハビリテーション料）；左手関節拘縮
発症年月日（運動器リハビリテーション料）；
令和06年09月02日
＊運動器リハビリテーション料Ⅱ（理学療法士による場合）
1単位 170×1
疾患名（運動器リハビリテーション料）；左手関節拘縮
発症年月日（運動器リハビリテーション料）；
令和06年09月02日

注射 ［2日］

左膝関節腔内注射➡G010関節腔内注射80点。薬剤はアルツディスポ関節注25mg 1％ 2.5mL（733.00円）1筒，キシロカイン注ポリアンプ1％ 5mL（59.00円）1管。733.00円＋59.00円＝792.00円→**79点。**

処置 ［2，6，13，20，30日］

［2，6，13，20日］**腰椎牽引**10kg，**ホットパック➡**対応する診療報酬はJ118介達牽引とJ119消炎鎮痛等処置「2」器具等による療法であるが，併せて行った場合は，主たるものいずれかの所定点数のみ算定する。ただし所定点数は同じため，どちらを選択しても合計点数は変わらない。35点×4＝**140点。**

［30日］**足関節捻挫絆創膏固定術➡**J001-2絆創膏固定術500点。「アンクルエイトにて固定」の記載があるが，当材料は特定保険医療材料ではないため，通常使用される保険医療材料と判断され，別に算定できない。

検査 ［2，6日］

末梢血液一般➡D005血液形態・機能検査「5」末梢血液一般検査21点。血液学的検査。

生化学的検査（TP〜LD）➡全項目まるめ対象で14項目あるため，D007血液化学検査「注」「ハ」10項目以上103点。生化学的検査（Ⅰ）。

内分泌学的検査（PTH〜P1NP）➡全項目まるめ対象で4項目あるため，D008内分泌学的検査「注」「イ」3項目以上5項目以下410点。生化学的検査（Ⅱ）。

C反応性蛋白➡D015血漿蛋白免疫学的検査「1」C反応性蛋白（CRP）16点。免疫学的検査。

検体検査判断料➡D026検体検査判断料「3」血液学的検査判断料（125点）＋「4」生化学的検査（Ⅰ）判断料（144点）＋「5」生化学的検査（Ⅱ）判断料（144点）＋「6」免疫学的検査判断料（144点）＝**557点。**

［6日］**骨塩定量検査➡**D217骨塩定量検査「1」DEXA法による腰椎撮影（360点）＋「注」大腿骨同時撮影加算（90点）＝**450点。**摘要欄には前回実施年月日を記載する。

採血料➡D400血液採取「1」静脈40点。

画像診断 ［2，30日］

［2日］**腰部デジタルX-P 4方向➡**E001写真診断「1」「イ」85点＋（85点×0.5）×3＋E002撮影「1」「ロ」デジタル撮影68点＋（68点×0.5）×3＝382.5点→**383点。**エックス線診断料の「通則4」より電子画像管理加算「イ」57点。

［2日］**両膝デジタルX-P 6方向➡**病名が両変形性膝関節症のため，左右別に撮影料を算定できる。以下は片側（3方向）分。E001写真診断「1」「ロ」43点＋（43点×0.5）×2＋E002撮影「1」「ロ」デジタル撮影68点＋（68点×0.5）×2＝222点。エックス線診断料の「通則4」電子画像管理加算「イ」57点。上記を左右それぞれ算定。

［30日］**両足デジタルX-P 4方向➡**病名が右足関節捻挫のため，両足撮影は健側比較のためと考えられ，撮影は一連となり，撮影料は1回のみ算定する。E001写真診断「1」「ロ」43点＋（43点×0.5）×3＋E002撮影「1」「ロ」デジタル撮影68点＋（68点×0.5）×3＝277.5点→**278点。**エックス線診断料の「通則4」電子画像管理加算「イ」57点。

リハビリテーション ［12，19，26日］

運動器疾患リハビリテーション➡施設基準よりH002「2」運動器リハビリテーション料（Ⅱ）PT（理学療法士）によるもので170点。12，19日は2単位ずつのため170点×2単位×2＝680点。26日は1単位のため170点。

早期リハ加算や初期加算の記載があるが，今回は算定できないと考えられる。当患者には入院中以外の患者として該当する大腿骨頸部骨折での退院歴があるものの，今回のリハビリテーションの疾患名は「左手関節拘縮」であるからだ。また，摘要欄には疾患名，発症年月日を記載する。

【施設の概要等】一般病院（循環器内科・内分泌内科・整形外科・リハビリテーション科），一般病床105床，二次救急指定病院，病院群輪番制病院（24時間365日），PACSシステム
【届出（基準を満たす）の状況】急性期一般入院料4（入院関係の加算略），検体検査管理加算（Ⅱ），CT撮影「イ」（64列マルチスライス型　その他の場合），電子媒体画像保存，心大血管疾患リハビリテーション（Ⅱ），運動器リハビリテーション（Ⅱ）
【職員の状況】医師数，薬剤師および看護職員（看護師および准看護師）数は医療法を満たしている。放射線科医，麻酔科医は非常勤。
【診療時間】月曜～金曜　9時～17時／土曜　9時～12時／日曜・祝祭日は休診　　　【所在地】栃木県小山市（自己負担割合）
後期高齢者医療被保険者証（1割）を提示。適用区分（29区エ）

診療録	保険者番号	3 9 1 3 × × × ×	氏名	北野美恵子	公費負担者番号	
	記号番号	＊＊＊＊＊＊＊＊	受診者	生年月日 (大昭平) 18年 2月 8日 生　男・女	公費負担医療の受給者番号	
	有効期限 令和　年　月　日				公費負担者番号	
	資格取得 昭和平成令和　年　月　日			住所 電話　局　番	公費負担医療の受給者番号	
	被保険者氏名 北野美恵子				保険者 所在地 電話　局　番	
事業所所在地	電話　局　番		職業	被保険者との続柄 本人	名称	
	名称					

傷病名	職務	開始	終了	転帰	期間満了予定日
（1）高血圧症（主）	上・外	R 3年 10月 1日	年 月 日	治ゆ 死亡 中止	年 月 日
（2）高脂血症	上・外	R 3年 10月 1日	年 月 日	治ゆ 死亡 中止	年 月 日
（3）狭心症	上・外	R 3年 10月 1日	年 月 日	治ゆ 死亡 中止	年 月 日
（4）甲状腺腫瘍	上・外	R 4年 1月 21日	年 月 日	治ゆ 死亡 中止	年 月 日
（5）冠動脈バイパス術後（主）	上・外	R 6年 8月 16日	年 月 日	治ゆ 死亡 中止	年 月 日
（6）不眠症	上・外	R 6年 8月 16日	R 6年 8月 29日	治ゆ 死亡 中止	年 月 日
（7）便秘症	上・外	R 6年 8月 16日	R 6年 8月 29日	治ゆ 死亡 中止	年 月 日
（8）逆流性食道炎	上・外	R 6年 8月 16日	年 月 日	治ゆ 死亡 中止	年 月 日

既往症・原因・主要症状・経過等	処方・手術・処置等
R6.8.16（金） 　10：05　循環器内科診察 令和3年10月より高血圧症，高脂血症，狭心症で当院通院中 令和4年1月に甲状腺腫瘍，生検済→内分泌内科にて保存的に経過観察中 令和6年7月8日○○大学病院にて冠動脈バイパス手術（LITA-D-LAD）施行 手術施行後，当院にて経過観察。リハビリで来院 ○○大学病院紹介状あり 7月10日より内服施行中 ・タケキャブ錠20mg　1錠 ・ロスバスタチンOD錠2.5mg「DSEP」1錠 ・フロセミド20mg錠1錠 ・セララ錠25mg　1錠 ・ビソプロロールフマル酸塩0.625mg錠1錠 ・ニコランジル5mg錠3錠 ・硝酸イソソルビドテープ40mg「EMEC」 ・ベルソムラ錠15mg　1錠 ・酸化マグネシウム330mg錠2錠 血圧：125/58　脈拍：78　SpO₂：98% 手術創部，労作時痛みあり 胸部X-P，心電図異常なし 引き続き処方と鎮静剤追加 リハビリ開始 次回内分泌内科，甲状腺腫瘍に対し超音波検査予定 生活習慣病管理（Ⅱ） 療養計画書（別紙様式9の2）を多職種で策定 患者に説明（説明内容省略），同意取得し，療養計画書交付（療養計画書の写しをカルテに添付）	R6.8.16 ○検査） 　末梢血液一般検査 　総ビリルビン，TP，AST，ALT，LD，γ-GT，CK，Na，Cl，K，尿素窒素，クレアチニン，アルブミン（BCP改良法，BCG法） 　TSH，FT₃，FT₄，BNP 　CRP定量 　院内迅速検査施行 　心電図12誘導 　経皮的動脈血酸素飽和度測定 ○画像） 　胸部X-P（1方向）デジタル・電子画像管理 ○リハビリテーション） 　心大血管リハビリテーション　3単位 ○内服薬） 　タケキャブ錠20mg　1錠 　ロスバスタチンOD錠2.5mg「DSEP」1錠 　フロセミド20mg錠1錠 　セララ錠25mg　1錠 　ビソプロロールフマル酸塩0.625mg錠1錠 　　　　　1日1回　朝食後14日分 　ニコランジル5mg錠3錠 　　　　　1日3回　朝・昼・夕食後14日分 　ベルソムラ錠10mg　1錠 　　　　　1日1回　就寝前14日分 　酸化マグネシウム330mg錠2錠 　　　　　1日2回　朝・夕食後14日分 ○屯服薬） 　カロナール錠300　疼痛時1回1錠　7回分 ○外用薬）

心大血管リハビリテーション指示書作成
リハビリテーション実施計画書作成
10：45〜11：45　心大血管リハビリ施行
呼吸訓練，基本動作訓練，下肢筋力訓練

R6.8.19（月）
9：00　内分泌内科受診
超音波検査施行，
右葉　11×14×44mm　変化なし引き続き経過観察
11：30　リハビリテーション科受診
血圧：120/61　脈拍：80　SpO₂：99%
呼吸訓練，基本動作訓練，下肢筋力訓練
11：50〜12：50　心大血管リハビリ施行

R6.8.23（金）
10：00　リハビリテーション科受診
血圧：123/71　脈拍：78　SpO₂：97%
10：30〜11：30　心大血管リハビリ施行
呼吸訓練，基本動作訓練，下肢筋力訓練

R6.8.26（月）
10：10　リハビリテーション科受診
血圧：123/71　脈拍：78　SpO₂：97%
10：30〜11：30　心大血管リハビリ施行

R6.8.29（木）
10：45　循環器内科受診
血圧：125/58　脈拍：78　SpO₂：98%
手術創部，痛み改善してきた。
心電図異常なし
便秘症状なく，睡眠も良好とのこと

ベルソムラ錠，酸化マグネシウム錠中止とする
内服薬8種類から6種類へ

次回1カ月後診察
リハビリは引き続き継続へ

11：15　リハビリテーション科受診
血圧：123/71　脈拍：78　SpO₂：97%
11：30〜12：30　心大血管リハビリ施行
基本動作訓練，下肢筋力訓練

硝酸イソソルビドテープ40mg貼付剤　14枚
　　　　　　1日1回　1回1枚　部位：胸部

R6.8.19
○検査）
超音波検査（甲状腺）
経皮的動脈血酸素飽和度測定
○リハビリテーション）
心大血管リハビリテーション（PT実施）　3単位

R6.8.23
○検査）
経皮的動脈血酸素飽和度測定
○リハビリテーション）
心大血管リハビリテーション（PT実施）　3単位

R6.8.26
○検査）
経皮的動脈血酸素飽和度測定
○リハビリテーション）
心大血管リハビリテーション（PT実施）　3単位

R6.8.29
○検査）
末梢血液一般検査
総ビリルビン，TP，AST，ALT，LDH，γ-GT，
CPK，Na，Cl，K，尿素窒素，クレアチニン，ア
ルブミン（BCP改良法，BCG法）
CRP定量
院内迅速検査施行
経皮的動脈血酸素飽和度測定
心電図12誘導
○内服薬）
タケキャブ錠20mg　1錠
ロスバスタチンOD錠2.5mg「DSEP」　1錠
フロセミド20mg錠1錠
セララ錠25mg　1錠
ビソプロロールフマル酸塩0.625mg錠1錠
　　　　　　1日1回　朝食後31日分
ニコランジル5mg錠　3錠
　　　　　　1日3回　朝・昼・夕食後31日分
○外用薬）
硝酸イソソルビドテープ40mg貼付剤　31枚
　　　　　　1日1回　1回1枚　部位：胸部
○リハビリテーション）
心大血管リハビリテーション（PT実施）　3単位

	使用薬剤品名	規格・単位	薬価（円）
内服薬	カロナール錠300	300mg 1錠	7.00
	酸化マグネシウム330mg錠	330mg 1錠	5.70
	セララ錠25mg	25mg 1錠	22.70
	タケキャブ錠20mg	20mg 1錠	144.80
	ニコランジル5mg錠	5mg 1錠	5.90

	使用薬剤品名	規格・単位	薬価（円）
	ビソプロロールフマル酸塩0.625mg錠	0.625mg 1錠	10.10
	フロセミド20mg錠	20mg 1錠	6.10
	ベルソムラ錠10mg	10mg 1錠	69.30
	ロスバスタチンOD錠2.5mg「DSEP」	2.5mg 1錠	11.40
外	硝酸イソソルビドテープ40mg貼付剤	40mg／枚	23.50

◆◆◆カルテ読解

施設の概要等

後期高齢者医療制度の本人。患者負担割合は1割。

傷病名

冠動脈バイパス術後➡冠状動脈の狭窄や閉塞に対して，自己血管を用いたバイパスを作製して心筋への血流量を増やす手術。その術後。

左欄　[16日]（経過等）

LITA−D− LAD➡左内胸動脈-対角枝-左冠動脈前下行枝

SpO₂➡経皮的動脈血酸素飽和度

◆◆◆点数算定

再診料 ［16，19，23，26，29日］

再診料➡一般病棟が105床のためA001再診料を算定する。75点×5＝**375点**。休日や時間外の加算はなし。外来管理加算は，全日，疾患別リハビリテーション料の算定があるため加算できない。

［19，29日］**同日複数科受診**➡19日には内分泌内科とリハビリテーション科，29日には循環器内科とリハビリテーション科の2科をそれぞれ別疾患で同日受診しているため，複数科再診の加算としてA001「注3」38点×2＝**76点**を算定し，摘要欄に2つ目の診療科名を記載する。

17日についてはリハビリテーション科への受診がなく，循環器内科からの指示のみでリハビリテーションを行っているため算定しない。

医学管理 ［16，29日］

生活習慣病管理（Ⅱ）➡療養計画書を策定し，患者に説明・交付を行っているため，B001-3-3生活習慣病管理料（Ⅱ）**333点**を月1回算定できる。この場合，以下については，生活習慣病管理料（Ⅱ）に含まれ，算定できない。

・A001「注8」外来管理加算
・以下を除く医学管理等
B001の9 外来栄養食事指導料，B001の11 集団栄養食事指導料，B001の20 糖尿病合併症管理料，B001の22 がん性疼痛緩和指導管理料，B001の24 外来緩和ケア管理料，B001の27 糖尿病透析予防指導管理料，B001の37 慢性腎臓透析予防指導管理料，B001-3-2 ニコチン依存症管理料，B001-9 療養・就労両立支援指導料，B005-14 プログラム医療機器等指導管理料，B009 診療情報提供料（Ⅰ），B009-2 電子的診断情報評価料，B010 診療情報提供料（Ⅱ），B010-2 診療情報連携共有料，B011 連携強化診療情報提供料，B011-3 薬剤情報提供料

薬剤総合評価調整管理料➡29日の内服薬の数が8種類から6種類と，2種類減少しているが，B008-2薬剤総合評価調整管理料については，生活習慣病管

理料（Ⅱ）に含まれ算定できない。

投薬 ［16，29日］

［16日］**内服（多剤投与）**➡①タケキャブ錠20mg（144.80円）1錠，ロスバスタチンOD錠2.5mg「DSEP」（11.40円）1錠，フロセミド20mg錠（6.10円）1錠，セララ錠25mg（22.70円）1錠，ビソプロロールフマル酸塩0.625mg錠（10.10円）1錠で，5種類の内服薬が14日分。144.80円＋11.40円＋6.10円＋22.70円＋10.10円＝195.10円→20点×14＝**280点**。
②ニコランジル5mg錠（5.90円）3錠で，1種類の内服薬が14日分。5.90円×3＝17.70円→2点×14＝**28点**。
③ベルソムラ錠10mg（69.30円）1錠で，1種類の内服薬が14日分。69.30円→7点×14＝**98点**。
④酸化マグネシウム330mg錠（5.70円）2錠で，1種類の内服薬が14日分。5.70円×2＝11.40円→1点×14＝**14点**。
なお，屯服薬のカロナールと外用薬の硝酸イソソルビドテープは種類数のカウントから除外します。
①＋②＋③＋④＝420点（合計点数）であるが，8種類の内服薬の逓減（90/100）により，420点×0.9＝**378点**。同一処方の内服薬の合計点数から合計点数の（90/100）を四捨五入した点数を減じる。420点－378点＝逓減点数△**42点**。
摘要欄の記載例として，当該処方に係る薬剤名を区分し算定点数を記載するとともに，薬剤料逓減（90/100）内服薬　△42点と記載する。

［29日］**内服**➡①タケキャブ錠20mg（144.80円）1錠，ロスバスタチンOD錠2.5mg「DSEP」（11.40円）1錠，フロセミド20mg錠（6.10円）1錠，セララ錠25mg（22.70円）1錠，ビソプロロールフマル酸塩0.625mg錠（10.10円）1錠で，5種類の内服薬が31日分。144.80円＋11.40円＋6.10円＋22.70円＋10.10円＝195.10円→20点×31＝**620点**。
②ニコランジル5mg錠（5.90円）3錠で，1種類の内服薬が31日分。5.90円×3＝17.70円→2点×31＝**62点**。
［16日］**屯服**➡カロナール錠300（7.00円）1錠が7回分。7.00円→1点×7＝**7点**。
投薬 ［16，29日］**外用**➡［16日］硝酸イソソルビドテープ40mg貼付剤（23.50円）×14枚＝329.00円→**33点**。
［29日］硝酸イソソルビドテープ40mg貼付剤（23.50

円）×31枚＝728.50円→73点。

［16，29日］調剤料➡16，29日とも内服薬（屯服薬含む）と外用薬の処方なので，それぞれの調剤料を算定する。F000「1」「イ」内服薬，浸煎薬及び屯服薬11点×2＝22点，「ロ」外用薬8点×2＝16点。

ベルソムラ錠は向精神薬の指定は受けていないため，処方料も含め麻薬等加算は算定できない。

［16，29日］処方料➡16日については定期処方として8種類の内服薬があるためF100処方料「2」29点を，29日は2種類が中止となり全部で6種類の内服薬となったため「3」42点を算定する。

29日の処方時には睡眠薬であるベルソムラ錠が処方中止となっているため，「注10」向精神薬調整連携加算の対象となりそうだが，薬剤師等への指示がないことや，同月内にB008-2薬剤総合評価調整管理料を算定していることから加算はできない。

［16日］調剤技術基本料➡職員の状況より薬剤師が配置されているため月1回のみ算定可能。F500調剤技術基本料「2」14点。

検査 ［16，19，23，26，29日］
［16，29日］院内迅速検査施行➡検体検査実施料の「通則3」外来迅速検体検査加算を算定。両日とも上限である5項目以上の対象検査を行っている。10点×5項目→50点×2＝100点。

［16，29日］末梢血液一般検査➡D005血液形態・機能検査「5」21点×2＝42点。

［16，29日］総ビリルビン～アルブミン➡まるめ項目をそれぞれ12項目施行しているため，10項目以上の点数を算定。D007血液化学検査「注」「ハ」10項目以上103点×2＝206点。

［16日］TSH～BNP➡D008「6」TSH，「14」FT₃，「14」FT₄，「18」脳性Na利尿ペプチド（BNP）でTSH以外はまるめ項目となる。TSH 98点。その他は「イ」3項目以上5項目以下410点。

［16，29日］CRP定量➡D015血漿蛋白免疫学的検査「1」C反応性蛋白（CRP）16点×2＝32点。

［16，29日］採血➡D400「1」40点×2＝80点。
検査判断料➡D026検体検査判断料「3」血液学的

検査判断料（125点）＋「4」生化学的検査（Ⅰ）判断料（144点）＋「5」生化学的検査（Ⅱ）判断料（144点）＋「6」免疫学的検査判断料（144点）＋「注4」検体検査管理加算（Ⅰ）（40点）＝597点。検体検査管理加算（Ⅱ）の届出があるが，外来の場合は（Ⅰ）を算定する。

［16，29日］心電図12誘導➡同日に心大血管疾患リハビリテーション料の算定があるため別に算定できない〔H000心大血管疾患リハビリテーション料通知（6）〕。

［19日］超音波検査（甲状腺）➡D215超音波検査「2」断層撮影法「ロ」その他の場合（3）その他350点。

［16，19，23，26，29日］経皮的動脈血酸素飽和度測定➡患者の状態が基準に該当しないため算定不可。

D223経皮的動脈血酸素飽和度測定の算定に該当する患者：
ア　呼吸不全若しくは循環不全又は術後の患者であって，酸素吸入若しくは突発性難聴に対する酸素療法を現に行っているもの又は酸素吸入若しくは突発性難聴に対する酸素療法を行う必要があるもの
イ　静脈麻酔，硬膜外麻酔又は脊椎麻酔を実施中の患者に行った場合

画像診断 ［16日］
胸部X-P（1方向）➡E001写真診断「1」「イ」（85点）＋E002撮影「1」「ロ」デジタル撮影（68点）＋電子画像管理加算「イ」（57点）＝210点。

リハビリテーション ［16，19，23，26，29日］
心大血管リハビリテーション➡届出の状況よりH000「2」心大血管疾患リハビリテーション料（Ⅱ）であるが，算定のためには対象疾患の手術後1月以上経過している必要がある。この場合，7月8日の冠動脈バイパス手術後のリハであるため問題はない。全日3単位のリハがPT（理学療法士）により施行されているため125点×3単位→375点×5＝1,875点。摘要欄には「算定単位数及び実施日数」と「疾患名及び治療開始日」を記載する必要がある。

診療報酬明細書
(医科入院外)　　令和 6 年 8 月分

都道府県番号	医療機関コード				

	1 医科	1 社・国 2 公費	③ 後期	① 単独 2 2併 3 3併	① 独 2 本外 4 六外 6 家外	⑧ 高外一 0 高外7

保険者番号	3 9 1 3	× × × ×	給付割合	10 9 8 7 ( )

被保険者証・被保険者手帳等の記号・番号　　××××××××

	公費負担者番号①		公費負担医療の受給者番号①	
	公費負担者番号②		公費負担医療の受給者番号②	

氏名　北野美恵子
1 男　②女　1 明　2 大　③昭　4 平　5 令　18. 2. 8 生
職務上の事由　　1 職務上　　2 下船後3月以内　　3 通勤災害

特記事項　29区エ

保険医療機関の所在地及び名称
（105 床）

傷病名
(1) 高血圧症（主）
(2) 冠動脈バイパス術後（主）
(3) 高脂血症
(4) 狭心症
(5) 甲状腺腫瘍
(6) 不眠症
(7) 便秘症
(8) 逆流性食道炎

診療開始日
(1) 令和 3 年 10 月 1 日
(2) 令和 6 年 8 月 16 日
(3) 令和 6 年 10 月 1 日
(4) 令和 6 年 10 月 1 日
(5) 令和 4 年 1 月 21 日
(6) 令和 6 年 8 月 16 日
(7) 令和 6 年 8 月 16 日
(8) 令和 6 年 8 月 16 日

転帰　治ゆ（6）（7）　死亡　中止

診療実日数　保険 5 日　公費① 日　公費② 日

⑪ 初診	時間外・休日 深夜	回	点	公費分点数
⑫ 再診	再 診	× 7 回	451	
	外来管理加算	× 回		
	時 間 外	× 回		
	休 日	× 回		
	深 夜	× 回		
⑬ 医学管理			333	
⑭ 在宅	往 診	回		
	夜 間	回		
	深夜・緊急	回		
	在宅患者訪問診療	回		
	その他			
	薬 剤			
⑳ 投薬	㉑ 内服 薬剤	118 単位	1,060	
	調剤	11 × 2 回	22	
	㉒ 屯服 薬剤	7 単位	7	
	㉓ 外用 薬剤	2 単位	106	
	調剤	8 × 2 回	16	
	㉕ 処方	× 2 回	71	
	㉖ 麻毒	× 回		
	㉗ 調基		14	
㉚ 注射	㉛ 皮下筋肉内	回		
	㉜ 静脈内	回		
	㉝ その他	回		
㊵ 処置		回		
	薬 剤			
㊿ 手術麻酔		回		
	薬 剤			
⑥⓪ 検査病理		14 回	1,915	
	薬 剤			
⑦⓪ 画像診断		1 回	210	
	薬 剤			
⑧⓪ その他	処方せん	回		
	薬 剤		1,875	

⑫ * 複再 2つ目の診療科（再診料）：リハビリテーション科（19・29日）38×2
⑬ * 生2 　　333×1
㉑ * タケキャブ錠20mg　1錠, ロスバスタチンOD錠2.5mg「DSEP」　1錠
　フロセミド20mg錠　1錠, セララ錠25mg　1錠
　ビソプロロールフマル酸塩0.625mg錠　1錠　　20×14
* ニコランジル5mg錠　3錠　　2×14
* ベルソムラ錠10mg　1錠　　7×14
* 酸化マグネシウム330mg錠　2錠　　1×14
* 薬剤料逓減（90/100）内服薬　　△42×1
* タケキャブ錠20mg　1錠
　ロスバスタチンOD錠2.5mg「DSEP」　1錠
　フロセミド20mg錠　1錠, セララ錠25mg　1錠
　ビソプロロールフマル酸塩0.625mg錠　1錠　　20×31
* ニコランジル5mg錠　3錠　　2×31
㉒ * カロナール錠300　1錠　　1×7
㉓ * 硝酸イソソルビドテープ40mg貼付剤　14枚　　33×1
* 硝酸イソソルビドテープ40mg貼付剤　31枚　　73×1
㉕ * 処方料2（7種類以上の内服薬）　　29×1
* 処方料3（1及び2以外）　　42×1
⑥⓪ * 外迅検（5項目以上）　　50×2
* 末梢血液一般　　21×2
* 生化学的検査（Ⅰ）10項目以上　　103×2
　〔T-Bil, TP, AST, ALT, LD, γ-GT, CK, Na, Cl, K,
　BUN, Cr, Alb（BCP改良法, BCG法）〕
* TSH　　98×1
* 内分泌学的検査3項目以上5項目以下（FT₃, FT₄, BNP）410×1
* CRP　　16×2
* B-V　　40×2
* 判血 判生Ⅰ 判生Ⅱ 判免 検管Ⅰ　　597×1
* 超音波検査（断層撮影法）その他　　350×1
⑦⓪ * 胸部X-P（デジタル撮影）
　撮影部位（単純撮影）；胸部（肩を除く）
　電子媒体保存撮影　1回 電画　　210×1
⑧⓪ * 心大血管疾患リハビリテーション料（Ⅱ）
　（理学療法士による場合）3単位　　375×5
　疾患名（心大血管疾患リハビリテーション料）；
　　冠動脈バイパス術後
　治療開始年月日（心大血管疾患リハビリテーション料）；
　　令和6年7月8日
　実施日数　5日

療養の給付	請 求	点	※決 定	点	一部負担金額	円
保険		6,080	※		減額 割(円)免除・支払猶予	円
公費①		点	※	点		円
公費②		点	※	点		円

※高額療養費　　円　※公費負担点数　点　※公費負担点数　点

事例問題（入院）

※すべてのカルテ，レセプト事例は
2024年6月現在の診療報酬に準拠
して算定しています。

入院1　　　直腸がん，不整脈

【施設の概要等】一般病院（内科，循環器内科，消化器内科，消化器外科，心臓血管外科，皮膚科，泌尿器科，麻酔科，放射線科，整形外科，リハビリテーション科），一般病床195床（内，地域包括ケア30床），在宅療養支援病院，電子カルテシステム，PACSシステム，256列マルチスライス型CT，1.5テスラMRI

【届出の状況（要件を満たすものを含む）】急一般4，録管2，医1の50，急25上，夜50，環境，安全2，感向3，後使1，デ提2，薬剤管理指導料，検管Ⅱ，画像診断管理加算2，CT撮影及びMRI撮影，電子媒体画像保存，呼吸器リハビリテーション料（Ⅰ）・初期加算，麻酔管理料（Ⅰ），入院時食事療養（Ⅰ），食堂加算，医情1，医DX，入ベア10，看処遇10

【職員の状況】医師数および薬剤師および看護職員（看護師および准看護師）数は医療法を満たしている。常勤の薬剤師，管理栄養士及び理学療法士も配置している。

【診療時間】月曜～金曜　9時～17時／土曜，日曜，祝祭日は休診　　【所在地】茨城県つくば市（2級地）

保険者番号	0 6 2 7 2 5 1 2	氏名	坂東　孝一	公費負担者番号	

診療録

記号番号	・
有効期限	令和　年　月　日
資格取得	昭和・平成・令和　年　月　日
被保険者氏名	坂東　孝一
事業所所在地（船舶所有者） 名称	電話　局　番

生年月日　大・昭・平　32年3月31日生　男・女
受診者　住所　電話　局　番　職業　被保険者との続柄　本人

公費負担医療の受給者番号
保険者　所在地　電話　局　番　名称

傷病名	職務	開始	終了	転帰	期間満了予定日
（1）直腸がん（主）	上・外	R6年10月17日	年月日	治ゆ・死亡・中止	年月日
（2）不整脈	上・外	R6年7月23日	年月日	治ゆ・死亡・中止	年月日
（3）慢性閉塞性肺疾患	上・外	R6年10月17日	年月日	治ゆ・死亡・中止	年月日

既往症・原因・主要症状・経過等	処方・手術・処置等
R6.11.28（木） 令和6年10月に血便にて他院より紹介され，10月17日当科外来受診。検査の結果，直腸がんと診断，本日手術目的で入院。手術予定は11月29日（金）。 医師，PT，OT，看護師でリハビリ計画を策定。 入院診療計画書を本人及び家族に説明し文書を交付の上，手術同意書を受領。薬剤師から薬学指導を行う。 肺血栓塞栓症予防：40歳以上の悪性腫瘍の手術のため中リスクとして術中フットポンプ使用。術後は早期離床，弾性ストッキング着用とする。 バイタルサイン：BP130/68mmHg，P62/分 【既往歴】令和6年8月29日（木）　ICD（植込型除細動器）移植術 入院時検査（血液，生Ⅰ，免疫）は外来で実施済み （※検体検査判断料及び検体検査管理加算を算定済み） 麻酔科術前診察，特に問題なし 22：48　なかなか眠れないとのこと。眠剤を希望。 R6.11.29（金） 身長168cm，体重58kg，常用薬なし，アレルギーなし 喫煙歴：過去1日20本，20～55歳（35年間） 麻酔プラン：全身麻酔（麻酔困難） 　　　　　　硬膜外麻酔併用 入院時検査：血液検査異常所見なし。 　　　　　　CT検査所見　変化なし。 本日手術施行 　直腸切除・切断術（切断術） 　人工肛門造設術 　麻酔管理料（Ⅰ）（閉鎖循環式全身麻酔） 　全身麻酔（仰臥位）硬膜外麻酔併用 　手術時間　14：07～21：37（7：30） 　麻酔時間　13：30～22：02（8：32）	（診療内容を一部省略している） R6.11.28 ○点滴注射　パントール注射液100mg　10A，ソリューゲンF注500mL　3瓶，塩化ナトリウム注射液〔10％〕20mL　2A，大塚生食注50mL　3瓶，エルネオパNF2号輸液1000mL　2キット ○検査　心電図検査（12誘導） ○画像診断　胸部単純X-P　1R（デジタル，電子画像管理）腹部単純X-P　1R（デジタル，電子画像管理） ○食事　禁食 ○処方　セルシン錠〔2mg〕1錠　屯用 R6.11.29 ○術前処置　グリセリン浣腸「ヤマゼン」50%30mL　1個 ○手術手技　直腸切除・切断術（切断術） 　　　　　　自動縫合器加算1個 　　　　　　超音波凝固切開装置等加算 　　　　　　人工肛門造設術（同一手術野） ○手術器材　膀胱留置ディスポーザブルカテーテル〔2管一般（Ⅱ）〕1本，吸引留置カテーテル（能動吸引型・創部用・軟質型）2本 ○麻酔手技　閉鎖循環式全身麻酔5（麻酔困難）：8時間32分 　　　　　　硬膜外麻酔（頸・胸部）併用加算：8時間32分 ○手術薬剤　ドロレプタン注射液25mg　2.5mg 1mL　1バイアル，プロポフォール静注1%20mL「マルイシ」200mg 20mL 1A，キシロカイン注ポリアンプ1%10mL 1A，キシロカイン注ポリアンプ2%　10mL 1A，エスラックス静注50mg/5.0mL　50mg 5mL　4瓶，ネオシネジンコーワ注1mg　0.1% 1mL 1A，エフェドリン「ナガヰ」注射液40mg　4% 1mL 1A，ヘパリンNa注5千単位/5mL「モチダ」　1瓶，アルチバ静注用2mg　2mL，アナペイン注10mg/mL　1% 20mL 1A，フェンタニル注射液0.5mg「テルモ」0.005% 10mL 1A，ブリディオン静注200mg 200mg 2mL　1瓶，モリプロンF輸液　200mL 1袋，スープレン吸入麻酔液　221mL，ビカネイト輸液1L　2袋，ボルベン輸液6%　500mL 2袋，ペチロルファン配合注HD　1mL 1A，ミダゾラム注射液10mg 2mL　1A，アドレナリン注0.1%シリンジ「テルモ」

帰室時，意識清明，バイタルサイン安定
帰室後，酸素吸入 2 L/分で

食事は禁食　CVから高カロリー剤
手術所見及び経過について家族に説明

R6.11.30（土）
　術後 1 日目
　麻酔科術後診察：特に新たな症状なし。
　意識は正常に回復，麻酔合併症なし。
　バイタルサイン安定

　術後の経過良好。
　本日も禁食

　呼吸器リハビリ開始。（理学理法士による）
　治療開始日　令和 4 年 9 月 30 日（金）

　慢性閉塞性肺疾患
　（イ）　MRC　息切れスケール　分類 2

　ドレーン排液（持続ドレーン）　多　淡血
　術後著変なし，経過良好

　呼吸心拍監視
　酸素吸入は本日10：00で終了。

　　　1mL　1 筒，生理食塩液　500mL　2 瓶
　液体酸素CE645L
○**食事**）禁食
○**中心静脈注射**）パントール注射液100mg　10A，ソリューゲ
　ンF注　500mL　3 瓶，塩化ナトリウム注射液〔10％〕
　20mL 2A，大塚生食注　50mL　3 瓶，エルネオパNF 2 号輸
　液　1000mL　2 キット，フルマリンキット静注用1g（生理
　食塩液100mL付）2 キット
　中心静脈用カテーテル（標準型　シングルルーメン）1 本
○**検査**）呼吸心拍監視（13：00～24：00）
　　　経皮的動脈血酸素飽和度測定
　　　血液ガス分析
　　　生化学（T-Bil，D-Bil，Alb，BUN，クレアチニン，
　　　ALP，ナトリウム及びクロール，カリウム，ChE，
　　　AST，ALT，γ-GT，CK，LD）
　　　CRP
　　　末梢血液一般，末梢血液像（鏡検法）
○**処置**）酸素吸入　2L/分　（22：02～24：00）
R6.11.30
○**食事**）禁食
○**リハビリテーション**）呼吸器リハビリテーション（Ⅰ）（PTに
　　　よる）
　　　早期リハビリテーション加算
　　　10：00～10：40（2 単位）
　　　14：20～15：00（2 単位）
○**中心静脈注射**）パントール注射液100mg　10A，ソリューゲ
　ンF注　500mL　3 瓶，塩化ナトリウム注射液〔10％〕
　20mL 2A，大塚生食注　50mL　3 瓶，エルネオパNF2号輸
　液　1000mL　2 キット，フルマリンキット静注用1g（生理
　食塩液100mL付）2 キット
○**検査**）呼吸心拍監視（0：00～10：00）
　　　生化学（T-Bil，D-Bil，Alb，BUN，クレアチニン，
　　　ALP，ナトリウム及びクロール，カリウム，ChE，
　　　AST，ALT，γ-GT，CK，LD）
　　　CRP
　　　末梢血液一般，末梢血液像（鏡検法）
○**処置**）酸素吸入　2L/分　（0：00～10：00）
　　　術後創傷処置　100cm² 未満
　　　ポビドンヨード消毒液10％　10mL

	使用薬剤品名	規格・単位	薬価(円)	使用薬剤品名	規格・単位	薬価(円)
内	セルシン錠〔2mg〕	2mg　1 錠	6.00	ソリューゲンF注	500mL　1 瓶	168.00
外用薬	グリセリン浣腸「ヤマゼン」	50% 30mL　1 個	102.80	ドロレプタン注射液25mg	2.5mg 1mL 1V	95.00
	スープレン吸入麻酔液	1mL	38.70	ネオシネジンコーワ注1mg	0.1% 1mL　1 管	96.00
	ポビドンヨード消毒液10%「シオエ」	10% 10mL	13.90	パントール注射液100mg	100mg　1 管	57.00
注射薬	アドレナリン注0.1%シリンジ「テルモ」	0.1% 1mL　1 筒	314.00	ビカネイト輸液	1L　1 袋	504.00
	アナペイン注10mg/mL	1% 20mL　1 袋	802.00	フェンタニル注射液0.5mg「テルモ」	0.005% 10mL　1 管	887.00
	アルチバ静注用2mg	2mg　1 瓶	1,759.00	プリディオン静注200mg	200mg 2mL　1 瓶	9,000.00
	エスラックス静注50mg/5.0mL	50mg 5mL　1 瓶	513.00	フルマリンキット静注用1g	1g 1キット（生理食塩液100mL付）	1,616.00
	エフェドリン「ナガヰ」注射液40mg	4% 1mL　1 管	94.00	プロポフォール静注1% 20mL「マルイシ」	200mg 20mL　1 管	752.00
	エルネオパNF 2 号輸液	1000mL　1 キット	1,336.00	ペチロルファン配合注HD	1mL　1 管	341.00
	塩化ナトリウム注射液〔10%〕	10% 20mL　1 管	97.00	ヘパリンNa注5千単位/5mL「モチダ」	5,000単位5mL　1 瓶	165.00
	大塚生食注	50mL　1 瓶	141.00	ボルベン輸液 6%	6% 500mL　1 袋	865.00
	キシロカイン注ポリアンプ1%	1% 10mL　1 管	79.00	ミダゾラム10mg 2mL注射液	10mg 2mL　1 管	92.00
	キシロカイン注ポリアンプ2%	2% 10mL　1 管	110.00	モリプロンF輸液	200mL　1 袋	474.00
	生理食塩液	500mL　1 瓶	236.00			

品　名	単位	価格(円)
021中心静脈用カテーテル（1）中心静脈カテーテル①標準型（ア）シングルルーメン	1 本	1,790.00
039膀胱留置用ディスポーザブルカテーテル（2）2 管一般（Ⅱ）①標準型	1 本	561.00
029吸引留置カテーテル（1）能動吸引型④創部用（ア）軟質型	1 本	4,380.00
液化酸素CE	1 L	0.19

◆◆◆カルテ読解

施設の概要等

一般病棟195床の病院の症例。

保険

健康保険組合の被保険者。負担割合は3割。

傷病名

直腸がん➡直腸の粘膜から発生する悪性腫瘍。大腸癌の約40%を占める。好発年齢は50〜70歳代。男女比は3:2。症状は下血，便意頻回，貧血，便通異常などがみられる。

左欄 [25日]（経過等）

PT➡Physical Therapistの略。理学療法士。

OT➡Occupational Therapistの略。作業療法士。

左欄 [26日]（経過等）

CV➡Central Veinの略。中心静脈。心臓近くにある上大静脈，下大静脈を指す。

左欄 [27日]（経過等）

MRC➡Medical Research Councilの略。英国医学研究会議。

◆◆◆点数算定

算定のポイント：以下の点に留意して算定する。
①同一手術野
②麻酔困難な患者
③喫煙歴によるCOPD，息切れスケール分類2

初診料

令和6年10月17日に算定済み。

医学管理 [28日]

薬剤師から薬学指導を行う➡B008薬剤管理指導料「2」1の患者以外の患者の場合325点。

肺血栓塞栓症予防〜弾性ストッキングの着用➡B001-6肺血栓塞栓症予防管理料305点。

投薬 [28日]

屯服薬➡セルシン錠〔2mg〕1錠（6円），1回分，薬剤料1点。

調剤料➡入院中はF000調剤料「2」により1回分につき7点を算定。当月は28日の屯服1回分のみ。

麻薬等加算➡セルシンは向精神薬なので，F000「2」の「注」により麻薬等加算として1点を加算する。

注射 [28〜30日]

[28日] **点滴注射➡**パントール注射液100mg 10A（57円×10）＋ソリューゲンF注500mL 3瓶（168円×3）＋塩化ナトリウム注射液〔10%〕20mL 2A（97円×2）＋大塚生食注50mL 3瓶（141円×3）＋エルネオパNF 2号輸液1000mL 2キット（1,336円×2）＝4,363円。薬剤料436点。

[29，30日] **中心静脈注射➡**パントール注射液100mg 10A（57円×10）＋ソリューゲンF注500mL 3瓶（168円×3）＋塩化ナトリウム注射液〔10%〕

20mL 2A（97円×2）＋大塚生食注50mL 3瓶（141円×3）＋エルネオパNF 2号輸液1000mL 2キット（1,336円×2）＋フルマリンキット静注用1g（生理食塩液100mL付）2キット（1,616円×2）＝7,595円。薬剤料759点×2＝**1,518点**。

注射手技料➡28日はG004点滴注射「2」102点を算定。29日は手術当日であり，手術「通則1」の通知「4」により，G005中心静脈注射，G005-2中心静脈注射用カテーテル挿入の手技料は算定できない。30日はG005中心静脈注射140点を算定。

[29日] **特定保険医療材料➡**中心静脈用カテーテル（1）中心静脈カテーテル①標準型（ア）シングルルーメン（1,790円）1本，**179点**。

処置 [29，30日]

[29日] **酸素吸入 2L/分（22:02〜24:00）➡**手術当日であり，手術「通則1」の通知「4」により酸素吸入の手技料は算定できない。酸素代のみ算定。酸素の使用は22:02〜24:00の1時間58分＝118分間だから，2L×118分＝236Lを使用。**酸素代**：液化酸素CE236L→0.19円×236L×1.3（補正率）＝58円292，**6点**。

[30日] **酸素吸入 2L/分（0:00〜10:00）➡**J024酸素吸入65点。酸素の使用は0:00〜10:00の10時間＝600分間だから，2L×600分＝1,200Lを使用。**酸素代**：液化酸素CE 1,200L→0.19円×1,200L×1.3（補正率）＝296円40，**30点**。

[30日] **術後創傷処置100cm²未満➡**J000創傷処置「1」100cm²未満52点。**薬剤**：ポビドンヨード消毒液10% 10mL（12円70），15円未満なのでJ300薬剤の「注1」により算定しない。

診療報酬明細書
（医科入院）

令和 6 年 11 月分　都道府県番号　医療機関コード

1 医科	1 社・国　2 公費	③後期

①単独　1本入　⑦高入一
2 2併　3六入
3 3併　5家入　9 高入7

給付割合　10 9 8
7（　）

保険者番号	0 6 2 7 2 5 1 2
被保険者証・被保険者手帳等の記号・番号	×××××××

公費負担者番号①
公費負担医療の受給者番号①
公費負担者番号②
公費負担医療の受給者番号②

区分	精神　結核　療養	特記事項	保険医療機関の所在地及び名称

氏名　坂東　孝一
①男　2女　1明　2大　③昭　4平　5令　32. 3. 31 生
職務上の事由　1 職務上　2 下船後3月以内　3 通勤災害

| 傷病名 | （1）直腸がん（主）
（2）不整脈
（3）慢性閉塞性肺疾患 | 診療開始日 | （1）令和 6 年 10 月 17 日
（2）令和 6 年 7 月 23 日
（3）令和 6 年 10 月 17 日 | 転帰 | 治ゆ　死亡　中止 | 診療実日数 | 保険 3 日
公費① 日
公費② 日 |

⑪	初 診	時間外・休日　深夜　回　点	公費分点数
⑬	医学管理	630	
⑭	在 宅		

⑳投薬	㉑ 内服	単位	
	㉒ 屯服	1 単位　1	
	㉓ 外用	単位	
	㉕ 調剤	1 日　7	
	㉖ 麻毒	1 日　1	
	㉗ 調基		

㉚注射	㉛ 皮下筋肉内	回	
	㉜ 静脈内	回	
	㉝ その他	6 回　2,375	

㊵処置		4 回　203	
	薬 剤		

㊿手術麻酔		7 回　106,386	
	薬 剤	3,973	

⑥検病査理		9 回　826	
	薬 剤		

⑦画診像断		2 回　420	
	薬 剤		

⑧その他		8 回　1,340	
	薬 剤		

入院年月日　令和 6 年 11 月 28 日

⑨入院	㊰ 診	⑨入院基本料・加算	点
	急一般4	3,249 ×　1 日間　3,249	
	録管2	2,212 ×　2 日間　4,424	
	医1の50	×　日間	
	急25上	×　日間	
	夜50	×　日間	
	環境		
	安全2		
	感向3		
	後使1		
	デ提2		
	2級地	⑨特定入院料・その他	

⑬	＊薬管2 28日	325×1
	＊肺予	305×1
㉒	＊セルシン錠〔2mg〕1T	1×1
㉝	＊点滴注射「2」	102×1
	＊中心静脈注射	140×1
	＊パントール注射液100mg 10A〜略〜 　エルネオパNF 2号輸液1000mL 2キット	436×1
	＊パントール注射液100mg 10A〜略〜 　フルマリンキット静注用1g（生理食塩液100mL付）2キット	759×2
	＊中心静脈カテ・標準・Ⅰ　1本（1,790円）	179×1
㊵	＊（酸素吸入） 　液化酸素CE236L（0.19円×236L×1.3）	6×1
	＊酸素吸入 　液化酸素CE　1,200L（0.19円×1,200L×1.3）	95×1
	＊創傷処置（100cm²未満）	52×1
	＊ドレーン法「1」持続吸引を行うもの	50×1
㊿	＊直腸切除・切断術「5」切断術（29日）	77,120×1
	＊自動縫合器加算1個	2,500×1
	＊超音波凝固切開装置等加算	3,000×1
	＊膀胱留置カテ2管一般（Ⅱ）-1，1本（561円） 　吸引留置カテ・創部用Ⅰ，2本（4,360円×2）	928×1
	＊閉鎖循環式全身麻酔5（麻酔困難）8時間32分（26日）16,700×1	
	＊硬膜外麻酔（頸・胸部）併用加算8時間32分（26日）	6,000×1
	＊液化酸素CE　645L（0.19円×645L×1.3）	16×1
	＊グリセリン浣腸「ヤマゼン」50% 30mL 1個〜略〜 　生理食塩液500mL 2瓶	3,045×1
	＊麻管Ⅰ	1,050×1
⑥	＊心電図検査（12誘導）	130×1
	＊血液ガス分析，動脈血採血	191×1
	＊B-T-Bil，D-Bil，Alb，BUN，クレアチニン，ALP， 　ナトリウム及びクロール，カリウム，ChE，AST，ALT 　γ-GT，CK，LD　入院時初回加算	123×1
	＊B-CRP	16×2
	＊B-末梢血液一般，末梢血液像（鏡検法）	46×2

	※高額療養費	円	※公費負担点数	点
⑨食事・生活			公費負担点数	点
	基準	円 ×　回	基準（生）	円×　回
	特別	円 ×　回	特別（生）	円×　回
	食堂	円 ×　日		
	環境	円 ×　日	減・免・猶・Ⅰ・Ⅱ・3月超	

療養の給付		請 求　点	※決 定　点	負担金額　円	食事・生活療養		回　請 求　円	※決 定　円	（標準負担額）円
	保険	123,835	※			保険	6 回	※	
	公費①	点	※	円		公費①	円	※	円
	公費②	点	※	円		公費②	円	※	円

```
＊B-T-Bil, D-Bil, Alb, BUN, クレアチニン, ALP,
 ナトリウム及びクロール, カリウム, ChE, AST,
 ALT, γ-GT, CK, LD                              103×1
＊呼吸心拍監視「2」3時間を超えた場合「イ」    150×1
 算定開始日：令和6年9月27日
 〔判血〕〔判生Ⅰ〕〔判免〕〔検管〕は外来にて算定済み
70 ＊胸部単純X-P（1方向）（デジタル）〔電画〕   210×1
   ＊腹部単純X-P（1方向）（デジタル）〔電画〕   210×1
80 ＊リハ評1                                    300×1
   ＊呼吸器リハビリテーション（Ⅰ）（理学療法士による）（4単位），
    〔早リ加〕（4単位），〔初期〕（4単位）        980×1
    疾患名：慢性閉塞性肺疾患
        MRC 息切れスケール　分類2
    治療開始日 令和6年9月27日
    実施日数：1日
   ＊看処遇10                                   10×3
   ＊入べア10                                   10×3
90 ＊急一般4（14日以内），録管2，医1の50，急25上，
    夜50，環境，安全2，感向3，後使1，デ提2，
    2級地                                      3,249×1
   ＊急一般4（14日以内），急25上，夜50，環境，
    2級地                                      2,212×2
```

[30日] ドレーン排液（持続ドレーン）➡能動吸引型の吸引留置カテーテルによって持続ドレーンを行っているのでJ002ドレーン法「1」持続的吸引を行うもの50点を算定。

手術 [29日]

直腸切除・切断術（切断術），人工肛門造設術➡本例はK740直腸切除・切断術の「5」切断術（77,120点）を施行。K740「注1」人工肛門造設加算（2,000点）は併算定不可。**77,120点。**

自動縫合器加算1個➡K936自動縫合器加算**2,500点。**

超音波凝固切開装置等加算➡K931超音波凝固切開装置等加算**3,000点。**

特定保険医療材料➡膀胱留置ディスポーザブルカテーテル〔2管一般（Ⅱ）〕1本（561円）＋吸引留置カテーテル（能動吸引型・創部用・軟質型）2本（4,360円×2）＝9,281円，**928点。**

> いずれも算定要件としては24時間以上体内留置とある。算定する場合には留意する。本例では30日に抜去などの記載がないことから条件は満たされていると考え算定する。

麻酔 [29日]

閉鎖循環式全身麻酔5（麻酔困難）8時間32分，硬膜外麻酔（頸・胸部）併用加算8時間32分➡L008マスク又は気管内挿管による閉鎖循環式麻酔「5」「イ」麻酔が困難な患者（2時間まで）8,300点を算

定。2時間を超える麻酔についてはL008「注2」麻酔管理時間加算を算定する。8時間32分－2時間＝6時間32分＝392分＝30分×13＋2分。L008「5」の場合は「注2」の「ホ」により30分又はその端数を増すごとに600点を加算する。したがって，600点×13＋600点＝8,400点。8,300点＋8,400点＝**16,700点。**硬膜外麻酔（頸・胸部）を併用しているので，L008「注4」硬膜外麻酔併施加算により，最初の2時間は「イ」750点を算定。2時間を超える場合はL008「注5」により30分又はその端数を増すごとに375点を加算する。したがって，375点×13＋375点＝5,250点。750点＋5,250点＝**6,000点。**

酸素代：液化酸素CE645L→0.19円×645L×1.3（補正率）＝159円315，**16点。**

薬剤：グリセリン浣腸「ヤマゼン」50％30mL　1個（102円80）＋ドロレプタン注射液25mg　1mL　1バイアル（95円）＋プロポフォール静注1％20mL「マルイシ」200mg20mL　1A（752円）＋キシロカイン注ポリアンプ1％10mL　1A（79円）＋キシロカイン注ポリアンプ2％10mL　1A（119円）＋エスラックス静注50mg/5mL 50mg　5mL　4瓶（513円×4）＋ネオシネジンコーワ注1mg0.1％1mL　1A（96円）＋エフェドリン「ナガヰ」注射液40mg　4％1mL　1A（94円）＋ヘパリンNa注5千単位/5mL「モチダ」1瓶（165円）＋アルチバ静注用2mg　2瓶（1,759円×2）＋アナペイン注10mg/mL　1％20mL　1A（509円）＋フェンタニル注射液0.5mg「テルモ」0.005％10mL　1A（887円）＋プリディオン静注200mg 200mg　2mL　1瓶（9,000円）＋モリブロンF輸液200mL　1袋（474円）＋スープレン吸入麻酔液221mL（38円70×221）＋ビカネイト輸液1L　2袋（504円×2）＋ボルベン輸液6％500mL　2袋（865円×2）＋ペチロルファン配合注ＨＤ1mL　1A（341円）＋ミダゾラム注射液注射液10mg　2mL　1A（92円）＋アドレナリン注0.1％シリンジ「テルモ」1mL　1筒（314円）＋生理食塩液500mL　2瓶（236円×2）＝30,452円50。薬剤料**3,045点。**

経過欄28日の「麻酔科術前診察」の記載，および経過欄30日の「麻酔科術後診察」の記載からL009麻酔管理料（Ⅰ）「2」マスク又は気管内挿管による閉鎖循環式全身麻酔を行った場合**1,050点**を算定。

検査 [28〜30日]

[28日] 心電図検査（12誘導）➡D208心電図検査

「1」四肢単極誘導及び胸部誘導を含む最低12誘導130点。

[29日] 血液ガス分析（動脈血採血），動脈血採血
➡D007血液化学検査「36」血液ガス分析（131点）
＋D419その他の検体採取「3」動脈血採取（60点）
＝191点。生化学的検査（Ⅰ）。

[29，30日] 生化学：（T-Bil〜LD）➡D007血液化学検査により算定。10項目以上だからD007「注」「ハ」により103点を算定。29日は入院時初回加算として20点を加算。103点＋20点＝123点。27日も同様の検査を施行。103点を算定。生化学的検査（Ⅰ）。

[29，30日] CRP➡D015血漿蛋白免疫学的検査「1」C反応性蛋白（CRP）16点。16点×2＝32点。免疫学的検査。

[29，30日] 末梢血液一般，末梢血液像（鏡検法）
➡D005血液形態・機能検査「5」末梢血液一般検査（21点）＋「6」末梢血液像（鏡検法）（25点）
＝46点。46点×2＝92点。血液学的検査。

[30日] 呼吸心拍監視（0：00〜10：00）➡D220呼吸心拍監視「2」3時間を超えた場合「イ」7日以内の場合150点。レセプトには算定開始日を記載する。

29日に施行したD220呼吸心拍監視，D223経皮的動脈血酸素飽和度測定はL008閉鎖循環式全身麻酔の所定点数に含まれ算定できない〔L008「注6」，D223通知（1）〕。

[29，30日] 検体検査判断料及び検体検査管理加算
➡経過欄28日の記載から外来にて算定済み。

画像診断 [28日]

胸部単純X-P　1R（デジタル，電子画像管理）➡
E001写真診断「1」単純撮影「イ」（85点）＋E002撮影「1」単純撮影「ロ」デジタル撮影（68点）＋エックス線診断料「通則4」電子画像管理加算「イ」単純撮影の場合（57点）＝210点。

腹部単純X-P　1R（デジタル，電子画像管理）➡
同上，210点。

リハビリテーション [28，30日]

[28日] 医師，PT，OT，看護師でリハビリ計画を策定➡H003-2「1」リハビリテーション総合計画評価料1，300点。

[30日] 呼吸器リハビリテーション料（Ⅰ）（4単位），早期リハビリテーション加算（4単位）➡理学療法士により，呼吸器リハを実施。H003呼吸器リハビリテーション料（Ⅰ）「イ」（4単位）（175点×4）＋H003「注2」早期リハビリテーション加算（4単位）（25点×4）＋H002「注3」初期加算（4単位）（45点×4）＝980点。レセプト記載においては，疾患名，治療開始年月日，実施日数を記載する。

その他 [28〜30日]

O100「10」看護職員処遇改善評価料10（10点×3）＋O102「10」入院ベースアップ評価料10（10点×3）＝60点。

入院料 [28〜30日]

届出等の状況から該当する点数を取り出して算定する。

[28日] A100一般病棟入院基本料「1」「ニ」急性期一般入院料4（1,462点）＋「注3」「イ」入院初期加算（14日以内）（450点）＋A207「2」診療録管理体制加算2（30点）＋A207-2「1」医師事務作業補助体制加算1「ヘ」50対1補助体制加算（430点）＋A207-3「1」25対1急性期看護補助体制加算（看護補助者5割以上）（240点）＋A207-3「注2」「ロ」夜間50対1急性期看護補助体制加算（120点）＋A219療養環境加算（25点）＋A234「2」医療安全対策加算2（30点）＋A234-2「3」感染対策向上加算3（75点）＋A243「1」後発医薬品使用体制加算1（77点）＋A245「2」データ提出加算2「ロ」（225点）＋A218地域加算「2」2級地（15点）＝3,249点。

[29，30日] A100一般病棟入院基本料「1」「ニ」急性期一般入院料4（1,462点）＋「注3」「イ」入院初期加算（14日以内）（450点）＋A207-3「1」25対1急性期看護補助体制加算（看護補助者5割以上）（240点）＋A207-3「注2」「ロ」夜間50対1急性期看護補助体制加算（120点）＋A219療養環境加算（25点）＋A218地域加算「2」2級地（15点）＝2,212点。2,212点×2＝4,424点。

入院時食事療養費 [28〜30日]

いずれも禁食のため算定しない。

【施設の概要等】一般病院（内，消，外，整外，脳外，胸外，婦，眼，皮，耳，ひ，放，麻），一般病床285床，病院群輪番制病院（24時間365日），電子カルテシステム，PACSシステム

【届出の状況（要件を満たすものを含む）】急一般4，臨修（基幹型）救医，録管1，医1の40，急50，環境，安全2，安全地連2，感向1，感指，患サポ，後使3，デ提2，救搬・救搬看1，トリ，薬管，検管（Ⅱ），画像診断管理加算2，CT撮影（64列以上のマルチスライス型の機器，その他の場合），電子媒体画像保存，麻管（Ⅰ），入院時食事療養（Ⅰ），食堂加算，入ベア10，看処遇10

【職員の状況】医師数，薬剤師および看護職員（看護師および准看護師）数は医療法を満たしている。また，病理診断を専ら担当する常勤医師もいる。手術前（後）医学管理料は算定しないものとする。

【診療時間】月曜〜金曜　8時30分〜17時／土曜　8時30分〜12時／日曜，祝祭日は休診

【所在地】神奈川県鎌倉市（3級地）高齢受給者証（2割）を提示。適用区分（29区エ）

診療録	保険者番号	0 1 × × × × × ×		氏名	西川　秀子			公費負担者番号		
	記号番号	**・**		受診者	生年月日 大昭平 25年 1月 19日 生	男・女		公費負担医療の受給者番号		
	有効期限	令和　年　月　日						公費負担者番号		
	資格取得	昭平令和　年　月　日						公費負担医療の受給者番号		
	被保険者氏名	西川　秀子		住所	電話　　局　　番		保険者	所在地	電話　　局　　番	
	事業所（船舶所有者） 所在地 名称	電話　　局　　番		職業	被保険者との続柄 本人			名称		

傷　病　名	職務	開　始	終　了	転帰	期間満了予定日
（1）急性壊疽性胆のう炎（主），胆のう結石症（主）	上外	R6年 8月 29日	年 月 日	治ゆ 死亡 中止	年 月 日
（2）2型糖尿病	上外	R6年 月 日	年 月 日	治ゆ 死亡 中止	年 月 日
（3）胃癌の術後，脳梗塞後	上外	R6年 8月 29日	年 月 日	治ゆ 死亡 中止	年 月 日

既往症・原因・主要症状・経過等	処方・手術・処置等

既往症・原因・主要症状・経過等

R6.8.29（木）
初診　15：00　湘南救急より救急搬送。
早朝から心窩部痛あり，12時頃さらに増悪したため救急要請。
自宅にて一度嘔吐。嘔吐後に腹痛やや軽減。
【既往歴】
20歳頃から2型糖尿病
50歳頃：胃癌⇒胃切除後
73歳：脳梗塞，プレタール内服
【来院時】
BP 122/84，PR 60，BT 37.1，SpO2 98%
腹部CT：胆嚢は緊満腫大し，壁肥厚や周囲脂肪濃度上昇を伴う。胆嚢炎疑い。
胆嚢頚部に2cm径の結石を認める。
急性胆のう炎の診断。
胆石症・急性胆のう炎にて緊急手術
臍縦切開で腹腔鏡挿入・癒着高度なら開腹移行。
術前検査施行：（検査結果省略，カルテ記載あり）

入院診療計画書の説明を行い文書交付。
本人・家族に対し主治医より手術に関する説明を行い同意書交付。
麻酔科医より全身麻酔についての説明を行い同意書交付。
硬膜外麻酔はプレタール内服のためできない。効果は劣るが伝達麻酔（神経ブロック）を行う。
HbA1c（NGSP）：8.5%
＊指示あるまで禁食
＊緊急手術施行：手術記録
　手術時間：2時間00分（18：20〜20：20）
　麻酔時間：2時間30分（18：00〜20：30）
　塞栓予防に間歇的空気圧迫装置を使用。
　臍縦切開・port挿入，気腹して腹腔内を観察するに胃癌術後正中創直下は癒着高度。右側腹部に大網の軽度癒着を認めた。右肝葉表面は観察可能で右肋弓下の腹壁との癒着は認めなかったことから，鏡視下手術を続行する方針とした。腹部の癒

処方・手術・処置等

R6.8.29（診療内容を一部省略している）
○検査
末梢血液一般，末梢血液像（自動機械法）
LD，AST，ALT，ALP，γ-GT，CK，UA，BUN，クレアチン，カルシウム，BIL／直，BIL／総，TP，Alb（BCP改良法，BCG法），HDL-コレステロール，LDLコレステロール，Tcho
CRP
PT，APTT，Dダイマー
HbA1c
HBs抗原，HCV抗体定性・定量
梅毒血清反応（STS）定性，梅毒トレポネーマ抗体定性
超音波検査〔断層撮影法（心臓超音波検査を除く）〕（その他の場合）（胸腹部）「ア」消化器領域
超音波検査（心臓超音波検査）（経胸壁心エコー法）
経皮的動脈血酸素飽和度測定
ECG12
○画像診断
腹部CT撮影（64列以上のマルチスライス型），電子画像管理
腹部単純X-P 1方向（デジタル，電子画像管理）
胸部単純X-P 1方向（デジタル，電子画像管理）
○点滴）術前点滴
ラクテック注500mL 1袋，セフメタゾールナトリウム静注用1g「日医工」2瓶，大塚生食注2ポート100mL 2キット
○手術）
腹腔鏡下胆嚢摘出術，超音波凝固切開装置使用
胆嚢摘出術
膀胱留置用ディスポーザブルカテーテル1本，吸引留置カテーテル（受動吸引型・チューブドレーン・チューブ型）1本
○麻酔）
閉鎖循環式全身麻酔4「イ」18：00〜18：47
閉鎖循環式全身麻酔5「イ」18：47〜20：30
神経ブロック併施

着を一部剥離行うもこれ以上の鏡視下操作は困難と判断、18：47開腹移行の方針に変更した。切開にて開腹し胆嚢と大網の癒着を剥離。胆嚢穿刺針にて胆汁約60mL吸引，細胞診・培養に各々提出。胆のう摘出し病理提出。皮下にドレーン１本留置し３層に閉創。（一部省略）
20：40　帰室
術後点滴，酸素吸入：翌朝９時まで，毎分３L
モニター監視施行（翌朝９時まで）

R6.8.30(金)
　9：00　酸素・モニター監視終了
　創部痛＋＋＋
　ドレーン排液少量
　麻酔科医診察

R6.8.31(土)
　創部痛改善してきた。
　ドレーン排液少量

液体酸素LGC（0.32円/L）300L
スープレン吸入麻酔液100mL，ロクロニウム臭化物静注液50mg／5.0mL「マルイシ」5mL ２瓶，ブリディオン静注200mg 2mL １瓶，フェンタニル注射液0.1mg「第一三共」0.005% 2mL 10A，レミフェンタニル静注用2mg「第一三共」２瓶，アナペイン注2mg／mL 0.2% 100mL １袋，アセリオ静注液1000mgバッグ 1,000mg 100mL １袋，エフェドリン塩酸塩注射液 4% 1mL 1A，生理食塩液1L ３瓶，大塚生食注500mL ３瓶，大塚蒸留水20mL 1A
○点滴）術後点滴
　ラクテック注500mL １袋，セフメタゾールナトリウム静注用1g「日医工」１瓶，大塚生食注2ポート100mL １キット
○検査）
　病理組織標本作製（１臓器・胆のう，組織切片）
　S-M（胆汁）
　細菌培養同定検査（胆汁）
　細胞診（穿刺吸引細胞診）（胆汁）
　呼吸心拍監視（３時間超）
○処置）酸素吸入　液体酸素LGC（0.32円／L）600L

R6.8.30
○処置）酸素吸入　液体酸素LCG（0.32円／L）1,620L
　　　　ドレーン法（ドレナージ）（その他のもの）
○検査）呼吸心拍監視（３時間超）
○点滴）ラクテック注500mL １袋，セフメタゾールナトリウム静注用1g「日医工」２瓶，大塚生食注2ポート100mL ２キット，アセリオ静注液1000mgバッグ 1,000mg 100mL １袋

R6.8.31
○処置）ドレーン法（ドレナージ）（その他のもの）
○点滴）ラクテック注500mL １袋，セフメタゾールナトリウム静注用1g「日医工」２瓶，大塚生食注2ポート100mL ２キット，アセリオ静注液1000mgバッグ 1,000mg 100mL １袋
○RP）ロキソプロフェンNa錠60mg「武田テバ」３錠
　　　レバミピド100mg錠３錠　　分3　7日分

	使用薬剤品名	規格・単位	薬価(円)
内服薬	レバミピド100mg錠	100mg 1錠	10.10
	ロキソプロフェンNa錠60mg「武田テバ」	60mg 1錠	9.80
外	スープレン吸入麻酔液	1mL	38.70
注射薬	アセリオ静注液1000mgバッグ	1,000mg 100mL 1袋	304.00
	アナペイン注2mg／mL	0.2% 100mL 1袋	1,450.00
	エフェドリン塩酸塩注射液	4% 1mL 1管	94.00
	大塚蒸留水	20mL 1管	62.00
	大塚生食注	500mL 1瓶	236.00

使用薬剤品名	規格・単位	薬価(円)
大塚生食注2ポート100mL	100mL 1キット	212.00
生理食塩液	1L 1瓶	356.00
セフメタゾールナトリウム静注用1g「日医工」	1g 1瓶	486.00
フェンタニル注射液0.1mg「第一三共」	0.005% 2mL 1管	253.00
ブリディオン静注200mg	200mg 2mL 1瓶	9,000.00
ラクテック注	500mL 1袋	231.00
レミフェンタニル静注用2mg「第一三共」	2mg 1瓶	935.00
ロクロニウム臭化物静注液50mg／5.0mL「マルイシ」	50mg 5mL 1瓶	415.00

品名	規格・単位	価格(円)
〔039〕膀胱留置用ディスポーザブルカテーテル　（1）2管一般（I）	1本	233.00
〔029〕吸引留置カテーテル　（2）受動吸引型①フィルム・チューブドレーン（イ）チューブ型	1本	897.00
液体酸素・可搬式液化酸素容器（LGC）	1L	0.32

◆◆◆カルテ読解

施設の概要等

　74歳の全国健康保険協会管掌健康保険（協会けんぽ）の被保険者であり，高齢受給者証を提示。適用区分（29区エ）。患者負担割合は２割。

傷病名

急性壊疽性胆のう炎➡急性胆のう炎＝胆のうに発生

する急性炎症をさすが，原因により胆石性，無石性，炎症の程度によりカタル性，化膿性，壊疽性に分けられる。胆石に合併した場合がほとんどで，胆のう頸部に嵌頓した胆石により胆のう管の閉塞が起こり，これに細菌感染が加わって発症する。胆のう壁の浮腫，粘膜面の潰瘍，壊死などの炎症所見を呈する。

[左欄] ［29日］（経過等）

◆◆◆点数算定

> **算定のポイント**：以下の点に留意して算定する。
> ①手術の算定（腹腔鏡下から開腹へ移行・時間外加算）
> ②麻酔の算定（麻酔が困難な患者・神経ブロック併施加算）
> ③救急医療管理加算

[初診料] ［29日］
初診入院。時間内の初診だから，A000初診料**291点**。

[医学管理] ［29日］
救急搬送➡B001-2-6夜間休日救急搬送医学管理料の要件を満たすが，救急搬送による受入時間が診療時間内のため算定できない。
塞栓予防に間歇的空気圧迫装置を使用➡B001-6肺血栓塞栓症予防管理料**305点**を算定。

[投薬] ［31日］
内服薬➡ロキソプロフェンNa錠60mg「武田テバ」3錠（9円80×3）＋レバミピド100mg錠3錠（10円10×3）＝59円70，1剤1日分は6点。7日分の投与だから，6点×7＝**42点**。
調剤料➡入院中はF000調剤料「2」により1日につき7点。8月の投与は31日の1日のみだから**7点**を算定。
調剤技術基本料➡入院中はF500調剤技術基本料「1」により**42点**を算定する。

[注射] ［29～31日］
［29日］点滴注射➡術前と術後に点滴を施行。薬剤料は1日量を合算して算定する。ラクテック注500mL 2袋（231円×2）＋セフメタゾールナトリウム静注用1g「日医工」3瓶（486円×3）＋大塚生食注2ポート100mL 3キット（212円×3）＝2,556円。薬剤料**256点**。
［30，31日］点滴注射➡ラクテック注500mL 1袋

（231円）＋セフメタゾールナトリウム静注用1g「日医工」2瓶（486円×2）＋大塚生食注2ポート100mL 2キット（212円×2）＋アセリオ静注液1000mgバッグ 1,000mg 100mL 1袋（304円）＝1,931円。薬剤料193点。30日と31日の2回だから，193点×2＝**386点**。
注射手技料➡30日，31日はG004点滴注射「2」102点を算定。102点×2＝**204点**。

> 29日は手術当日であり，手術の「通則1」により点滴注射の手技料は算定できない。

[処置] ［29～31日］
［29日］酸素吸入➡手術日の施行。手術の「通則1」により処置料は算定できない。酸素代➡0.32円×600L×1.3（補正率）＝249円60（四捨五入）→250円→**25点**。
［30日］酸素吸入➡酸素吸入はJ024酸素吸入により**65点**。酸素代➡0.32円×1,620L×1.3（補正率）＝673円92（四捨五入）→674円→**67点**。
［30，31日］ドレーン法➡J002ドレーン法「2」その他のもの25点を算定。30，31日の2回。25点×2＝**50点**。

[手術] ［29日］
病院群輪番制病院については，輪番制当番日についてのみ「時間外特例加算」を算定できるものとし，事例では通常の時間外加算を算定する。
腹腔鏡下胆嚢摘出術，超音波凝固切開装置使用，胆嚢摘出術➡最初にK672-2腹腔鏡下胆嚢摘出術（21,500点）＋K931超音波凝固切開装置等加算（3,000点）の手術を施行したが，手術途中で続行困難と判断し，K672胆嚢摘出術（27,670点）に変更している。手術は胆嚢の摘出を目的としたものであり，手術の「通則14」の「同一手術野又は同一病巣

診療報酬明細書
（医科入院）

令和　6　年　8　月分　　都道府県番号　　医療機関コード

1 医科	①社・国　2 公費	3 後期	①単独　2 2併　3 3併	1 本入　3 六入　5 家入	⑦高入一　9 高入7

保険者番号	0	1	×	×	×	×	×	×	給付割合 10 9 8 7（ ）

公費負担者番号①	
公費負担医療の受給者番号①	
公費負担者番号②	
公費負担医療の受給者番号②	
被保険者証・被保険者手帳等の記号・番号	××××××××

区分　精神　結核　療養

氏名　西川　秀子

1男　②女　1明　2大　③昭　4平　5令　25．1．19 生

職務上の事由　1 職務上　2 下船後3月以内　3 通勤災害

特記事項　29区エ

保険医療機関の所在地及び名称

傷病名	診療開始日	転帰	診療実日数
（1）急性壊疽性胆のう炎（主），胆のう結石症（主）	（1）令和6年8月29日	治ゆ　死亡　中止	保険 3日
（2）２型糖尿病	（2）令和6年8月29日		公費① 日
（3）胃癌の術後，脳梗塞後	（3）令和6年8月29日		公費② 日

区分	項目			点数	公費分点数
⑪ 初診	時間外・休日　深夜	1	回	291点	
⑬ 医学管理				305	
⑭ 在宅					
⑳ 投薬	㉑ 内服	7	単位	42	
	㉒ 屯服		単位		
	㉓ 外用		単位		
	㉕ 調剤	1	日	7	
	㉖ 麻毒		日		
	㉗ 調基			42	
㉚ 注射	㉛ 皮下筋肉内		回		
	㉜ 静脈内		回		
	㉝ その他	5	回	846	
㊵ 処置		5	回	207	
	薬剤				
㊿ 手術・麻酔		4	回	49,981	
	薬剤			2,292	
60 検査・病理		7	回	5,025	
	薬剤				
70 画像診断		4	回	1,990	
	薬剤				
80 その他		6	回	60	
	薬剤				

⑩ 入院

入院年月日　令和　6　年　8　月　29　日

病　診	⑩ 入院基本料・加算		点
急一般４	5,003 ×	1日間	5,003
救医１	3,201 ×	2日間	6,402
臨修	×	日間	
録管１	×	日間	
医１の40	×	日間	
急50			
環境			
安全２			
安全地連２			
感向１			
感防連	⑫ 特定入院料・その他		
抗菌支援			
患サポ			
後使３			
デ提２			

区分	摘要	点数
⑬	＊肺予	305×1
㉑	＊ロキソプロフェンNa錠60mg「武田テバ」3T， レバミピド100mg錠3T	6×7
㉝	＊点滴注射「２」	102×2
	＊ラクテック注500mL　2袋， セフメタゾールナトリウム静注用1g「日医工」3瓶， 大塚生食注２ポート100mL　3キット	256×1
	＊ラクテック注500mL　1袋， セフメタゾールナトリウム静注用1g「日医工」2瓶， 大塚生食注２ポート100mL　2キット， アセリオ静注用1000mgバッグ 1,000mg 100mL　1袋	193×2
㊵	＊（酸素吸入） 酸素加算液体酸素LCG 600L（0円32×600L×1.3）÷10	25×1
	＊酸素吸入	65×1
	酸素加算液体酸素LCG 1,620L（0円32×1,620L×1.3）÷10	67×1
	＊ドレーン法「２」その他のもの	25×2
㊿	＊胆嚢摘出術（29日）外 腹腔鏡下胆嚢摘出術（併施）（同一手術野） 超音波凝固切開装置使用 ※29日15時初診，29日18時20分手術開始	38,738×1
	＊膀胱留置カテ２管一般（Ⅰ）（233円）1個， 吸引留置カテ・フィルム・チューブⅡ（897円）1本	113×1
	＊閉鎖循環式全身麻酔「４」「イ」（47分） 閉鎖循環式全身麻酔「５」「イ」（103分）（29日） （留意事項通知に規定する糖尿病患者） 神経ブロック併施加算 （医学的必要性：プレタール服用）	10,180×1
	＊液体酸素LCG 300L（0円32×300L×1.3）÷10	13×1
	＊スープレン吸入麻酔液100mL，ロクロニウム臭化 物静注液50mg／5.0mL「マルイシ」5mL　2瓶， ブリディオン静注200mg 2mL　1瓶，フェンタニル注射 液0.1mg「第一三共」0.005% 2mL 10A， レミフェンタニル静注用2mg「第一三共」2瓶， アナペイン注2mg／mL 0.2% 100mL　1袋， アセリオ静注液1000mgバッグ 1,000mg 100mL　1袋 エフェドリン塩酸塩注射液 4% 1mL 1A，	

※高額療養費	円	※公費負担点数　点
		※公費負担点数　点

⑰ 食事・生活				
基準	円 ×	回	基準（生）	円× 回
特別	円 ×	回	特別（生）	円× 回
食堂	円 ×	日		
環境	円 ×	日	減・免・猶・Ⅰ・Ⅱ・3月超	

療養の給付	請求	※決定	負担金額
保険	72,493 点	点	57,600 円
公費①	点	※　点	円
公費②	点	※　点	円

食事・生活療養	回	請求	※決定	（標準負担額）
保険	回	円	円	円
公費①	回	円	※　円	円
公費②	回	円	※　円	円

生理食塩液1L 3瓶,
大塚生食注500mL 3瓶,
大塚蒸留水20mL 1A　　　　　　　　2,179×1

*麻管Ⅰ　　　　　　　　　　　　　　1,050×1

⑥⓪ *B-末梢血液一般, 末梢血液像（自動機械法）　36×1
*B-LD, AST, ALT, ALP, γ-GT, CK, UA, BUN,
クレアチン, カルシウム, BIL/直, BIL/総, TP,
Alb（BCP改良法・BCG法）, HDL-コレステロール, LDL-コレ
ステロール, Tcho（入院時初回加算）　　123×1
*B-CRP　　　　　　　　　　　　　　　16×1
*B-PT, APTT, Dダイマー　　　　　　174×1
*B-HbA1c　　　　　　　　　　　　　　49×1
*B-HBs抗原, HCV抗体定性・定量　　　190×1
*B-梅毒血清反応（STS）定性, 梅毒トレポネーマ
抗体定性　　　　　　　　　　　　　　47×1
*超音波検査〔断層撮影法（心臓超音波検査を除く）〕
「ロ」その他の場合（胸腹部）「ア」消化器領域　530×1
*超音波検査（心臓超音波検査）（経胸壁心エコー法）　880×1
*ECG12　　　　　　　　　　　　　　130×1
*病理組織標本作製（1臓器）胆のう　860×1
*S-M（胆汁）　　　　　　　　　　　　67×1
*細菌培養同定検査「2」消化管からの検体（胆汁）　200×1
*細胞診「2」穿刺吸引細胞診（胆汁）　190×1
[判血] [判生Ⅰ] [判免] [判微] [検管Ⅱ]　663×1
[判組診] [判細診]　　　　　　　　　720×1
*呼吸心拍監視「2」3時間超「イ」7日以内　150×1
（算定開始年月日：令和4年8月30日）
⑦⓪ *CT撮影腹部（64列以上のマルチスライス型）[電画]　1,120×1
*コンピューター断層診断　　　　　　450×1
*腹部単純X-P 1方向（デジタル）[電画]　210×1
*胸部単純X-P 1方向（デジタル）[電画]　210×1
⑧⓪ *看処遇10　　　　　　　　　　　　10×3
*入ベア10　　　　　　　　　　　　　10×3
⑨⓪ *急一般4（14日以内）, 臨修（基幹型）, 録管1,
医1の40, 急50, 環境, 安全2, 安全地連2,
感向1, 感指, 患サポ, 後使3,
デ提2, 救医1（ケ）, 3級地　　　5,003×1
*急一般4（14日以内）, 急50, 環境,
救医1（ケ）, 3級地　　　　　　　3,201×2

につき, 2以上の手術を同時に行った場合」に該当
するため, 主たる手術の所定点数により算定する。
本例の場合は, 「K672-2（21,500点）＋K931（3,000
点）＝24,500点」と「K672（27,670点）」を比較し
て, 点数の高い, K672の27,670点を算定する。
時間外加算：本例の場合, 初診から手術までの間
に, 手術に必要不可欠な検査等を行い, かつ, 当該
検査等の終了後の18時20分（➡診療時間外に該当）
に手術を開始していること, および, 初診の15時00
分から手術の開始時間（18時20分）までの間が8時
間以内なので, 手術「通則12」により時間外加算を
加算する。K672（27,670点）＋時間外加算
（27,670点×0.4）＝**38,738点**。

特定保険医療材料：〔039〕膀胱留置用ディスポーザ
ブルカテーテル〔2管一般（Ⅰ）〕（233円）＋
〔029〕吸引留置カテーテル（受動吸引型・チューブ
ドレーン・チューブ型）1個（897円）＝1,130円。
113点。膀胱留置用カテーテルは, 24時間体内留置
とみなし算定する。

[麻酔]〔29日〕
閉鎖循環式全身麻酔➡手術の変更により麻酔の区分
が途中で変更されたが, 本例ではL008マスク又は
気管内挿管による閉鎖循環式全身麻酔「4」を基準
に算定する。29日の経過等の記載〔HbA1c
（NGSP）：8.5％〕から, 麻酔が困難な患者「シ」
に該当する。「摘要」欄に「シ」に該当する旨を記
載する。
18：00～18：47を含む最初の2時間については,
L008「4」「イ」9,130点を算定する。20：00～20：
30の30分はL008「5」を基準とし, L008「注2」
「ホ」600点を算定。9,130点＋600点＝**9,730点**。

> 複数の閉鎖循環式全身麻酔が行われる場合は, 行わ
> れる麻酔のなかで最も高い点数のものを算定する。

さらに, 経過欄の記載〔硬膜外麻酔の代替として神
経ブロックを行う〕から, L008「注9」の「イ」
450点を加算する。
時間外加算：麻酔は18:00から施行されているが,
入院の事例であるため時間外加算は算定できない。
酸素代：液体酸素LGC（0.32円）300L→0.32円×
300L×1.3（補正率）＝124円80（四捨五入）→125
円→**13点**。
薬剤：スープレン吸入麻酔液100mL（38円70×100）
＋ロクロニウム臭化物静注液50mg/5.0mL「マルイ
シ」50mg 5mL 2瓶（415円×2）＋ブリディオン
静注200mg 2mL 1瓶（9,000円）＋フェンタニル注
射液0.1mg「第一三共」0.005％ 2mL10A（253円×
10）＋レミフェンタニル静注用2mg「第一三共」2瓶
（935円×2）＋アナペイン注2mg/mL0.2％ 100mL
1袋（1,450円）＋アセリオ静注液1000mgバッグ
1,000mg100mL 1袋（304円）＋エフェドリン塩酸塩
注射液4％1mL 1A（94円）＋生理食塩液1L 3瓶
（356円×3）＋大塚生食注500mL 3瓶（236円×3）
＋大塚蒸留水20mL 1A（62円）＝21,786円。薬剤
料**2,179点**。
29日の「麻酔科医より全身麻酔についての説明を行
い同意書交付」, および30日の「麻酔科医診察」➡

L009「2」マスク又は気管内挿管による閉鎖循環式全身麻酔を行った場合1,050点を算定。

L009麻酔管理料（Ⅰ）は，「緊急の場合を除き，麻酔前後の診察は，当該麻酔を実施した日以外に行われなければならない」が，本例は「緊急の場合」に該当するので算定可。

検査 **病理診断** ［29，30日］

［29日］

末梢血液一般，末梢血液像（自動機械法）➡D005「5」（21点）＋「3」（15点）＝36点。血液学的検査。

生化学（LD〜Tcho）➡D007血液化学検査の「注」の該当項目。10項目以上だから106点。入院時初回加算20点を加算。103点＋20点＝123点。生化学的検査（Ⅰ）。

CRP➡D015「1」16点。免疫学的検査。

PT，APTT，Dダイマー➡D006「2」（18点）＋「7」（29点）＋「15」（127点）＝174点。血液学的検査。

HbA1c➡D005「9」49点。血液学的検査。

HBs抗原，HCV抗体定性・定量➡D013「3」（88点）＋「5」（102点）＝190点。免疫学的検査。

梅毒血清反応（STS）定性，梅毒トレポネーマ抗体定性➡D012「1」（15点）＋「4」（32点）＝47点。免疫学的検査。

超音波検査〔断層撮影法〕（心臓超音波検査を除く）➡D215超音波検査「2」断層撮影法「ロ」その他の場合（1）胸腹部530点。

超音波検査（心臓超音波検査）（経胸壁心エコー法）➡D215超音波検査「3」心臓超音波検査「イ」経胸壁心エコー法880点。

上記の超音波検査，断層撮影法（心臓超音波検査を除く）と心臓超音波検査（経胸壁心エコー法）は同一の部位ではないので同一検査に該当しない。したがって，超音波検査等の「通則」は適用しない。

ECG12➡D208心電図検査「1」四肢単極誘導及び胸部誘導を含む最低12誘導130点。

病理組織標本作製（1臓器）➡N000病理組織標本作製「1」組織切片によるもの（1臓器）860点。「摘要」欄に臓器名を記載する。

S-M（胆汁）➡D017排泄物，滲出物又は分泌物の細菌顕微鏡検査「3」その他のもの67点。微生物学的検査。

細菌培養同定検査（胆汁）➡D018細菌培養同定検査「2」消化管からの検体200点。微生物学的検査。

細胞診（穿刺吸引細胞診）（胆汁）➡N004細胞診「2」穿刺吸引細胞診190点。

検査判断料➡D026検体検査判断料「3」血液学的検査判断料（125点）＋「4」生化学的（Ⅰ）検査判断料（144点）＋「6」免疫学的検査判断料（144点）＋「7」微生物学的検査判断料（150点）＋「注4」「ロ」検体検査管理加算（Ⅱ）（100点）＝663点。

病理関連の検査判断料➡N006病理診断料「1」組織診断料（520点）＋「2」細胞診断料（200点）＝720点。

29日に施行した経皮的動脈血酸素飽和度測定，呼吸心拍監視（3時間超）はL008マスク又は気管内挿管による閉鎖循環式全身麻酔の所定点数に含まれ算定不可。

［30日］呼吸心拍監視（3時間超）➡D220呼吸心拍監視「2」3時間を超えた場合「イ」7日以内の場合150点。「摘要」欄に算定開始年月日を記載する。

画像診断 ［29日］

CT撮影，電子画像管理➡E200コンピューター断層撮影「1」CT撮影「イ」（2）その他の場合（1,000点）＋電子画像管理加算（120点）＝1,120点。併せて，E203コンピューター断層診断450点を算定。

腹部単純X-P 1方向➡E001写真診断「1」単純撮影「イ」（85点）＋E002撮影「1」単純撮影「ロ」デジタル撮影（68点）＋電子画像管理加算（エックス線診断料「通則4」「イ」）（57点）＝210点。

胸部単純X-P 1方向➡同上。210点。

その他 ［29〜31日］

O100「10」看護職員処遇改善評価料10（10点×3）＋O102「10」入院ベースアップ評価料10（10点×3）＝60点。

入院料 ［29〜31日］

［29日］A100一般病棟入院基本料「1」「ニ」急性期一般入院料4（1,462点）＋「注3」「イ」入院初期加算（14日以内）（450点）＋A204-2臨床研修病院入院診療加算「1」（基幹型）（40点）＋A207「1」診療録管理体制加算1（140点）＋A207-2「1」医師事務作業補助体制加算1「ホ」40対1補助体制加算（530点）＋A207-3「3」50対1急性

看護補助体制加算（200点）＋A219療養環境加算（25点）＋A234「2」医療安全対策加算2（30点）＋A234「注2」「ロ」医療安全対策地域連携加算2（20点）＋A234-2「1」感染対策向上加算1（710点）＋A234-2「注2」指導強化加算（30点）＋A234-3患者サポート体制充実加算（70点）＋A243「3」後発医薬品使用体制加算3（77点）＋A245「2」データ提出加算「イ」（155点）＋A205「1」救急医療管理加算1「ケ」（1,050点）＋A218地域加算「3」3級地（14点）＝5,003点

　［30，31日］A100一般病棟入院基本料「1」「ニ」急性期一般入院料4（1,462点）＋「注3」「イ」入院初期加算（14日以内）（450点）＋A207-3「3」50対1急性期看護補助体制加算（200点）＋A219療

養環境加算（25点）＋A205「1」救急医療管理加算1「ケ」（1,050点）＋A218地域加算「3」3級地（14点）＝3,201点。3,201点×2＝6,402点。救急医療管理加算1を算定する場合には，

・緊急入院が必要であると判断した医学的根拠
・入院後3日以内に実施した主要な診療行為

を記載する。※事例では省略している。

入院時食事療養
　いずれの日も禁食なので算定はない。

負担金額
　高齢受給者証の提示により，自己負担割合2割の算定だが，高額療養費の現物給付の対象となるため，適用区分「29区エ」の取扱いとして自己負担上限額が57,600円となる。

ランクアップ！

初診の定義（⑪「初診」欄）

どのようなときが"初診"かな？

な に が 問 題 か：風邪を引いて初めて医療機関にかかったのが初診で，3日たっても治らずに薬もなくなったのでまた受診したのが再診じゃないか──と，一見簡単そうです。では，高血圧で毎月1回診療所にかかっている人が，急に腹痛を起こしその診療所に行った場合はどうでしょう。あるいはそのときだけ，別の大病院に行ったら，初診 or 再診？

点 数 表 で は：通知では，次のように書かれています。「特に初診料が算定できない旨の規定がある場合を除き，患者の傷病について医学的に初診といわれる診療行為があった場合に初診料を算定する」。この文章のポイントは，医学的な初診の意味がなにかということと，算定できない規定が他にもあると書かれていることです。2022年4月の改定では，初診・再診・外来診療料に「情報通信機器を用いた場合」が新設されました。

医学的な初診とは：新たな傷病で診療を受け，その傷病が治癒したかどうかが，次に受診したときに初診となるか，再診となるかの分かれ目です。治癒していれば，たとえ同じ月でも，改めて初診料が算定できます。治癒していなければ，たとえ数カ月後であっても再診料（一般病床200床以上の病院は外来診療料）で算定するケースもあります。治癒かどうかの判断は，もちろん医師が行います。

算定できない場合：現在ある傷病で診療継続中であれば，新たに発生した他の傷病について初診でかかった場合でも，初診料は算定できないとされています。同様に，1つの医療機関で2以上の診療科でそれぞれ初診を行っても，初診料の算定は1回のみです。ただし，同一保険医療機関において，同一日に他の傷病について，新たに別の診療科を初診として受診した場合は，2つ目の診療科に限り**146点**（情報通信機器を用いた初診は127点）を算定できます（同日複数科初診）。

こ こ が 大 切：このほかにも，慢性疾患の場合，喘息など発作性の疾患で治癒の定義がむずかしいもの，患者が勝手に診療を中断した場合，健康診断に行って発見された傷病を見てもらった場合──など，いろいろなケースが考えられます。点数表をよく読んで理解しておくことが，大切です。

ランクアップ！

保険請求の流れ

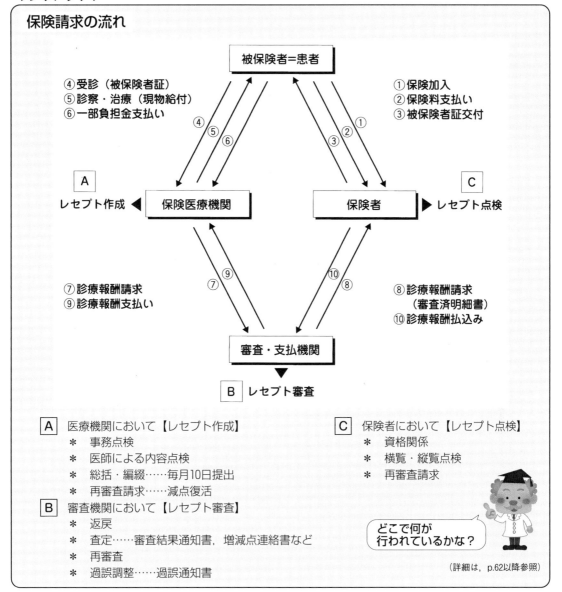

④受診（被保険者証）
⑤診察・治療（現物給付）
⑥一部負担金支払い

①保険加入
②保険料支払い
③被保険者証交付

⑦診療報酬請求
⑨診療報酬支払い

⑧診療報酬請求
（審査済明細書）
⑩診療報酬払込み

A 医療機関において【レセプト作成】
* 事務点検
* 医師による内容点検
* 総括・編綴……毎月10日提出
* 再審査請求……減点復活

B 審査機関において【レセプト審査】
* 返戻
* 査定……審査結果通知書，増減点連絡書など
* 再審査
* 過誤調整……過誤通知書

C 保険者において【レセプト点検】
* 資格関係
* 横覧・縦覧点検
* 再審査請求

どこで何が
行われているかな？

（詳細は，p.62以降参照）

入院3　　重症大動脈弁狭窄症

【施設の概要等】一般病院（呼吸器内科，循環器内科，消化器内科，神経内科，心臓血管外科，脳神経外科，呼吸器外科，消化器外科，放射線科，麻酔科），一般病棟120床

【届出等の状況】急一般1，録管2，医2の30，急50，安全1，感向1，デ提2，薬管，検管Ⅱ，入院時食事療養（Ⅰ），食堂加算，入ベア10，看処遇10

【職員の状況】医師，薬剤師および看護職員（看護師および准看護師）数は医療法を満たしている。
　　※手術前（後）医学管理料は算定しないものとする。

【診療時間】月曜日〜金曜日　8時15分〜17時15分／土曜・日曜・祝祭日は休診

【所在地】埼玉県鴻巣市（地域加算6級地）　　【自己負担割合】後期高齢者医療被保険者証（1割）を提示。適用区分（29区エ）

診療録	保険者番号	3 9 1 1 × × × ×	氏名	西脇小夜子		公費負担者番号		
	被保険者手帳 記号番号	＊＊＊＊＊＊＊＊	受診者		男・女	公費負担医療の受給者番号		
	有効期限 令和　年　月　日			生年月日 大昭平 13年 9月 17日 生		公費負担者番号		
	資格取得 昭平令　年　月　日					公費負担医療の受給者番号		
	被保険者氏名	西脇小夜子	住所	電話　　局　　番		保険者	所在地 電話　　局　　番	
	事業所（船舶所有者） 所在地 名称	電話　　局　　番		職業	被保険者との続柄 本人		名称	

傷　病　名	職務	開始	終了	転帰	期間満了予定日
（1）重症大動脈弁狭窄症（主），収縮性心膜炎，胸水貯留	上・外	R6年 4月 26日	年 月 日	治ゆ 死亡 中止	年 月 日
（2）2型糖尿病・糖尿病性合併症なし，うっ血性心不全	上・外	R6年 4月 26日	年 月 日	治ゆ 死亡 中止	年 月 日
（3）肝硬変，本態性高血圧症，慢性関節リウマチ，不眠症	上・外	R6年 4月 26日	年 月 日	治ゆ 死亡 中止	年 月 日

既往症・原因・主要症状・経過等	処方・手術・処置等
R6.7.8（月） BP：160/95　BT：36.7℃ 各種諸検査施行。DIV施行 昼食より特別食開始（心臓疾患の減塩食：1日量5.8g） サムスカ錠を内服しても心不全のコントロールができないため，令和6年4月26日，他院より当院を紹介受診。大動脈弁狭窄症（AS）は明らかに重症であり，主治医は大動脈弁狭窄の解除がまず重要と考えたが，胸部CT上，心膜肥厚を伴う収縮性心膜炎を併発していた。85歳の高齢女性で，Backgroundに肝硬変と慢性関節リウマチがあるため，大動脈弁置換術（AVR）と収縮性心膜炎（CP）の同時オペはかなりハイリスクだと考えた。まずは，心カテを施行して同時圧測定を調べ，手術前評価をする。本人は「開胸手術だけは絶対に受けたくない。人工呼吸器の装着もしてほしくない」と話していることから，胸骨を正中切開する通常の大動脈弁置換術は無理と判断した。経カテーテル的大動脈弁置換術（TAVI）も選択肢にはあったが，人工呼吸器を装着して施行するため，患者の希望に沿った経皮的大動脈弁拡張術（PTAV）の説明を行い，患者・家族に承諾（同意）してもらった。 　第1回入院：R6.5.4〜5.7，第2回入院：R4.5.27〜5.31，第3回入院：R6.7.4〜7.11〔大動脈弁狭窄症（主）〕 **R6.7.9（火）** DIV施行。SpO2チェック **R6.7.10（水）** DIV施行 **R6.7.11（木）** DIV施行 超音波検査（ドプラ法）施行 **R6.7.12（金）** BP：145/98　BT：36.3℃ 午後から手術のため，朝食は軽食，昼食止め。水分は手術の2時間前より中止 13：15〜17：45　順行性PTAV施行 ①左・右の鼠径部に局所麻酔をし，大腿動脈を穿刺して大動脈にカテーテルを挿入する。 ②右心カテ・右房造影・心室中隔穿刺を施行する。	**R6.7.8** ○点滴注射）大塚生食注500mL 1袋，プラスチックカニューレ型静脈内留置針（針刺し事故防止機構付加型）1本 ○検査）末梢血液一般，HbA1c 　生化学（AST，ALT，LD，CK，TP，BIL／総，BUN，クレアチニン，Na・Cl，K，グルコース，T-cho，TG，HDL-cho，LDL-cho，UA） 　HBs抗原定性・半定量，HCV抗体定性・定量 　梅毒血清反応（STS）定性，梅毒トレポネーマ抗体定性定性，CRP定性，ABO，Rh（D） 　PT，BNP，ECG12 　超音波（心臓超音波検査）（経胸壁心エコー） 　経皮的動脈血酸素飽和度測定 ○画像）胸部X-P（デジタル）1方向，電子媒体画像保存 **R6.7.9** ○点滴注射）大塚生食注500mL 1袋 ○検査）経皮的動脈血酸素飽和度測定 **R6.7.10** ○点滴注射）大塚生食注500mL 1袋 **R6.7.11** ○点滴注射）大塚生食注500mL 1袋 ○検査）超音波（ドプラ法）（末梢血管血行動態） **R6.7.12** ○手術）順行性経皮的大動脈弁拡張術（PTAV） 　弁拡張用カテーテル1本（151,000円／本），弁拡張用カテーテル用ガイドワイヤー〔ガイドワイヤー1本（24,400円／本）・僧帽弁誘導用スタイレット1本（24,500円／本）〕，サーモダイリューション用カテーテル（サーモ標準）1本（9,790円／本），体外式ペースメーカー用カテーテル電極（一時ペーシング型）1本（14,400円／本），動脈圧モニターカテ肺動脈2本（14,000円／本），血管造影用ガイドワイヤー〔交換用7本（2,090円／本）〕，血管造影用シースイントロデューサーセット〔一般用1本（2,130円／本）・蛇行血管用4本（2,700円／本）・選択的導入用1本（13,600円／本）〕，血管造影用カテーテル（一般用）2本（1,720円／本），血管内異物除去用カテーテル（大血管用）2本（42,800円／本），膀胱留置カテ2管一般（Ⅱ）-1　1本（561円／本） 　キシロカインゼリー2％5mL，生理食塩液1L3瓶，

③大動脈内にカテーテルを進め，大動脈弁を通過させて左心室まで挿入する。
④ラピッドペーシングを行いながら，カテーテル先端についたバルーンを大動脈弁部で拡張する。
⑤癒合した大動脈を開裂して弁口面積を拡大する。
術後DIV施行
超音波（心臓超音波・ドプラ法）施行
夜食より食事再開

R6.7.13(土)
血液検査，超音波（心臓超音波検査）施行。胸部X-P施行

R6.7.14(日)
投薬あり

R6.7.15(月)
血液検査，胸部X-P施行。糖尿病用剤（ネシーナ錠）に関する薬剤管理指導施行
本日，朝食後の午前11時に退院

ヘパリンナトリウム注射液10,000単位10mL2.4瓶，キシロカイン注ポリアンプ１％10mL３管，プロタミン硫酸塩注射液１％５mLV，ブドウ糖注射液５％100mL２袋，生理食塩液50mL２瓶，生理食塩液500mL４袋，ノルアドレナリン注射液0.1％１mL１管，リドカイン注射液２％５mL１管，オムニパーク350注50mL75.49％２瓶
○**点滴注射**）大塚生食注500mL１袋，スルバシリン静注用1.5g１瓶，生理食塩液50mL１瓶
プラスチックカニューレ型静脈内留置針（標準型）１本
○**検査**）超音波（心臓超音波検査）（経胸壁心エコー）
超音波（ドプラ法）（末梢血管血行動態）
R6.7.13
○**検査**）末梢血液一般，生化Ⅰ（７／８と同様），CRP定性，超音波（心臓超音波検査）（経胸壁心エコー）
○**画像**）胸部X-P（デジタル）１方向，電子媒体画像保存
R6.7.14
○**処方**）①ダイアート錠30mg１錠，ミカルディス錠40mg１錠，アムロジピンOD錠５mg「日医工」１錠，ネシーナ錠25mg１錠→（１日１回，朝食後）×2TD，②ハルシオン0.25mg１錠→（１日１回，就寝時）×2TD
R6.7.15
○**検査**）末梢血液一般，生化Ⅰ（７／８と同様），CRP定性
○**画像**）胸部X-P（デジタル）１方向，電子媒体画像保存
●**退院時処方**）①×28TD，②×28TD

	使用薬剤品名	規格・単位	薬価（円）
内服薬	アムロジピンOD錠5mg「日医工」	5mg１錠	10.10
	ダイアート錠30mg	30mg１錠	12.20
	ネシーナ錠25mg	25mg１錠	162.40
	ハルシオン0.25mg錠	0.25mg１錠	向 8.80
	ミカルディス錠40mg	40mg１錠	38.20
外用薬	キシロカインゼリー2％	2％１mL	6.30
注射薬	大塚生食注	500mL１袋	236.00
	オムニパーク350注50mL	75.49％50mL１瓶	1,801.00
	キシロカイン注ポリアンプ1％	1％10mL１管	79.00

	使用薬剤品名	規格・単位	薬価（円）
注射薬	スルバシリン静注用1.5g	(1.5g)１瓶	597.00
	生理食塩液	50mL１瓶	141.00
	生理食塩液	500mL１袋	193.00
	生理食塩液	１L１瓶	356.00
	ノルアドレナリン注射液	0.1％１mL１管	94.00
	ブドウ糖注射液	5％100mL１袋	151.00
	プロタミン硫酸塩注射液	1％10mLバイアル	683.00
	ヘパリンナトリウム注射液	10,000単位10mL1瓶	391.00
	リドカイン注射液	2％5mL１管	94.00

品名	規格・単位	価格（円）
〔130〕心臓手術用カテーテル（5）弁拡張用カテーテル	1本	151,000.00
〔015〕弁拡張用カテーテル用ガイドワイヤー（1）ガイドワイヤー	1本	24,400.00
〔015〕弁拡張用カテーテル用ガイドワイヤー（2）僧帽弁誘導用スタイレット	1本	24,500.00
〔005〕サーモダイリューション用カテーテル（1）一般型①標準型（ア）標準型（サーモ標準）	1本	9,790.00
〔114〕体外式ペースメーカー用カテーテル電極（1）一時ペーシング型	1本	14,400.00
〔003〕動脈圧測定用カテーテル（1）動脈圧モニターカテ肺動脈用	1本	14,000.00
〔012〕血管造影用ガイドワイヤー（1）交換用	1本	2,090.00
〔001〕血管造影用シースイントロデューサーセット（1）一般用①標準型	1本	2,130.00
〔001〕血管造影用シースイントロデューサーセット（2）蛇行血管用	1本	2,700.00
〔001〕血管造影用シースイントロデューサーセット（3）選択的導入用（ガイディングカテーテルを兼ねるもの）	1本	13,600.00
〔009〕血管造影用カテーテル（1）一般用	1本	1,720.00
〔133〕血管内手術用カテーテル（8）血管内異物除去用カテーテル②大血管用	1本	42,800.00
〔039〕膀胱留置用ディスポーザブルカテーテル（2）2管一般①標準型	1個	561.00

◆◆◆カルテ読解

施設の概要等
一般病棟120床の病院の症例。

傷病名
大動脈弁狭窄症➡大動脈弁口の狭窄によって左心室から大動脈への血液の駆出が障害された状態。大動脈弁口の面積が減少すると抵抗が増し，心収縮期に血液が全身に送り出されにくくなる。その結果，収縮期血圧が低下し，様々な臨床症状を呈する。主な

成因は先天性，リウマチ性，加齢変性性の３つで，最近は加齢変性性のものが増加傾向にある。診断は心雑音，心電図，心エコー，左心カテーテル検査，心血管造影による。重症例では弁置換術を行う。

経過等

AS➡aortic stenosis。大動脈弁狭窄症。

AVR➡aortic valve replacement。大動脈弁置換術。

CP➡constrictive pericarditis。収縮性心膜炎。

TAVI➡transcatheter aortic valve implantation。経カテーテル大動脈弁治療，経カテーテル的大動脈弁置換術。

PTAV➡percutaneous transluminal aortic valvuloplasty。経皮的大動脈弁拡張術。

第１回入院～第３回入院➡同一傷病について退院の日から３カ月以内の再入院の場合は，初回の入院日

を入院起算日として算定する。本例の場合は，５月４日を入院起算日として算定する。

左欄 [8日] （経過等）

BP➡blood pressure。血圧。

BT➡body temperature。体温。

心臓疾患の減塩食：１日量5.8g➡入院時食事療養費の加算対象となる腎臓食に準ずる。食塩相当量の１日の総量は６g未満である。

左欄 [9日] （経過等）

SpO₂➡oxygen saturation by pulse oximetry。経皮的動脈血酸素飽和度測定。

左欄 [15日] （経過等）

糖尿病用剤（ネシーナ錠）に関する薬剤管理指導施行➡B008薬剤管理指導料の対象患者であること，および医薬品に留意して算定する。

◆◆◆点数算定

算定のポイント：この症例は以下の点に留意して算定。
①ネシーナ錠（糖尿病用剤）に対する薬剤管理指導料
②同一傷病名による再入院の入院料

初診料

令和６年４月26日より大動脈弁狭窄症で継続受診しており，再診での来院である。

医学管理 [15日]

糖尿病用剤のネシーナ錠に対する管理指導を行っている。糖尿病用剤は安全管理が必要な医薬品に該当するので，B008薬剤管理指導料「１」380点を算定。

「摘要」欄には算定日，薬剤名を記載する。

投薬料 [14, 15日]

内服薬①➡ダイアート錠30mg １錠（12円20）＋ミカルディス錠40mg １錠（38円20）＋アムロジピンOD錠５mg「日医工」１錠（10円10）＋ネシーナ錠25mg １錠（162円40）＝222円90。調剤１単位は22点。14日に２日分，15日に28日分が処方されている。薬剤料22点×30＝660点。

内服薬②➡ハルシオン0.25mg １錠（８円80）＝１調剤１単位は１点。14日に２日分，15日に28日分が処方されている。薬剤料１点×30＝30点。

調剤料➡F000調剤料「２」７点。７点×２＝14点。ハルシオンは向精神薬なので，麻薬等加算として１日につき１点を加算する。14，15日の処方だから，

１点×２＝２点。

調基➡F500調剤技術基本料「注４」により，B008薬剤管理指導料を算定しているので算定できない。

注射料 [8～12日]

[8～11日] 点滴注射➡大塚生食注500mL １袋（236円）。薬剤料24点×４＝96点。

[12日] 点滴注射➡大塚生食注500mL １袋（236円）＋スルバシリン静注用1.5g １瓶（597円）＋生理食塩液50mL １瓶（141円）＝974円。薬剤料97点。

[8，12日] 保険医療材料➡プラスチックカニューレ型静脈内留置針は，点滴の手技料に含まれ別に算定できない。

注射手技料➡G004点滴注射「２」102点を算定。８日は手術施行日のため，手術「通則１」により算定できない。102点×４＝408点。

手術 [12日]

順行性経皮的大動脈弁拡張術（PTAV）➡K556-2経皮的大動脈弁拡張術37,430点を算定する。

特定保険医療材料➡130心臓手術用カテーテル弁拡張用カテーテル１本（151,000円）＋015弁拡張用カテーテル用ガイドワイヤー（ガイドワイヤー）１本（24,400円）＋015弁拡張用カテーテル用ガイドワイヤー（僧帽弁誘導用スタイレット）１本（24,500円）＋005サーモダイリューション用カテーテル（サーモ標準）１本（9,790円）＋114体外式ペースメーカー用カテーテル電極（一時ペーシング型）１

本（14,400円）＋003動脈圧モニターカテ肺動脈用
2本（14,000円×2）＋012血管造影用ガイドワイ
ヤー（交換用）7本（2,090円×7）＋001血管造影
用シースイントロデューサーセット（一般用・標準
型）1本（2,130円）＋血管造影用シースイントロ
デューサーセット（蛇行血管用）4本（2,700円×
4）＋001血管造影用シースイントロデューサーセ
ット（選択的導入用）1本（13,600円）＋009血管
造影用カテーテル（一般用）2本（1,720円×2）
＋133血管内手術用カテーテル血管内異物除去用カ
テーテル（大血管用）2本（42,800円×2）＋039
膀胱留置カテ2管一般（Ⅱ）－1 1本（561円）＝
382,851円。38,285点。

本症例では，膀胱留置カテは，24時間以上体内留置
とみなし算定する。

薬剤➡キシロカインゼリー2％5mL（6円30×5）
＋生理食塩液1L 3瓶（356円×3）＋ヘパリンナ
トリウム注射液10,000単位10mL 2.4瓶（391円×
2.4）＋キシロカイン注ポリアンプ1％10mL 3管
（79円×3）＋プロタミン硫酸塩注射液1％5mLバ
イアル（683円×0.5）＋ブドウ糖注射液5％
100mL 2袋（151円×2）＋生理食塩液50mL 2瓶
（141円×2）＋生理食塩液500mL 4袋（193円×4）
＋ノルアドリナリン注射液0.1％1mL 1管（94円）
＋リドカイン注射液2％5mL 1管（94円）＋オム
ニパーク350注50mL75.49％2瓶（1,801円×2）＝
7,762円40。薬剤料**776点**。

検査 [8，9，11，12，13，15日]
末梢血液一般，HbA1c➡D005血液形態・機能検査
「5」21点，「9」49点。4日に施行。
末梢血液一般➡D005「5」21点。21点×2＝**42点**。
13，15日に施行。
生化学（AST〜UA）➡D007血液化学検査「注」の
該当項目。8日は10項目以上，かつ入院初回だか
ら，103点＋20点＝**123点**。13，15日は，103点×2
＝**206点**。

包括項目について，T-cho，HDL-cho，LDL-cho
を併せて測定した場合は，主たる2項目の算定にな
るので留意。

HBs抗原定性・半定量，HCV抗体定性・定量➡
D013肝炎ウイルス関連検査「1」29点，「5」102
点。8日に施行。
梅毒血清反応（STS）定性，梅毒トレポネーマ抗体

定性➡D012感染症免疫学的検査「1」15点，「4」
32点。8日に施行。
CRP定性➡D015血漿蛋白免疫学的検査「1」C反
応性蛋白（CRP）定性16点。16点×3＝**48点**。4，
13，15日に施行。
ABO，Rh（D）➡D011免疫血液学的検査「1」24
点，「1」24点。8日に施行。
PT➡D006出血・凝固検査「2」18点。8日に施行。
BNP➡D008内分泌学的検査「18」130点。8日施行。

心不全の診断または状態把握のために実施した場合
に月1回に限り算定する。

ECG12➡D208心電図検査「1」130点。8日施行。
超音波（心臓超音波検査）（経胸壁心エコー）➡8
日はD215超音波検査「3」「イ」880点を算定。
12，13日は同一月2回目以降に該当するので，超音
波検査等「通則」により100分の90により算定する。
880点×0.9＝792点。792点×2＝**1,584点**。
経皮的動脈血酸素飽和度測定➡D223を8，9日に
施行。ただし，算定条件である酸素吸入を行ってい
ないので算定できない。
超音波検査（ドプラ法）（末梢血管血行動態）➡11
日は，D215「4」「イ」20点。12日は同一月2回目
以降に該当するので，超音波検査等「通則」により
100分の90により算定する。20点×0.9＝**18点**。
検査判断料➡D026検体検査判断料「3」血液学的
検査判断料（125点），「4」生化学的検査（Ⅰ）判
断料（144点），「5」生化学的検査（Ⅱ）判断料
（144点），「6」免疫学的検査判断料（144点），検体
検査管理加算（Ⅱ）（100点）。合計**657点**。

画像診断 [8，13，15日]
胸部X-P（デジタル）1方向，電子媒体画像保存➡
E001写真診断「1」単純撮影「イ」（85点）＋E002
撮影「1」単純撮影「ロ」デジタル撮影（68点）＋
電子画像管理加算（エックス線診断料「通則4」
「イ」）（57点）＝210点。210点×3＝**630点**。

撮影部位を「摘要」欄に記載する。

その他 [8〜15日]
O100「10」看護職員処遇改善評価料10（10点×
8）＋O102「10」入院ベースアップ評価料10（10
点×8）＝**160点**。

入院料 [8〜15日]
同一傷病名により，①令和6年5月4日〜7日（4

診療報酬明細書
（医科入院）　令和　6　年　7　月分

都道府県番号	医療機関コード	1 医科	1 社・国 2 公費	③後期	①単独 2 2併 3 3併	1 本入 3 六入 5 家入	⑦高入一 9 高入7

公費負担者番号①		公費負担医療の受給者番号①	
公費負担者番号②		公費負担医療の受給者番号②	

保険者番号	3	9	1	1	×	×	×	×	給付割合 10 9 8 7（　）
被保険者証・被保険者手帳等の記号・番号	＊＊＊＊＊＊＊＊								

区分	精神　結核　療養	特記事項
氏名	西脇小夜子	29区エ
	1男 ②女　1明　2大　③昭　4平　5令　13．9．17 生	
職務上の事由	1 職務上　2 下船後3月以内　3 通勤災害	

保険医療機関の所在地及び名称

傷病名	診療開始日	転帰	診療実日数
（1）重症大動脈弁狭窄症（主），収縮性心膜炎，胸水貯留	（1）令和6年4月26日	治ゆ　死亡　中止	保険 8日
（2）2型糖尿病・糖尿病性合併症なし，うっ血性心不全	（2）令和6年4月26日		公費① 日
（3）肝硬変，本態性高血圧症，慢性関節リウマチ，不眠症	（3）令和6年4月26日		公費② 日

区分			点	公費分点数
⑪ 初診	時間外・休日　深夜	回		
⑬ 医学管理			380	
⑭ 在宅				
⑳ 投薬	㉑ 内服	60 単位	690	
	㉒ 屯服	単位		
	㉓ 外用	単位		
	㉕ 調剤	2 日	14	
	㉖ 麻毒	2 日	2	
	㉗ 調基			
㉚ 注射	㉛ 皮下筋肉内	回		
	㉜ 静脈内	回		
	㉝ その他	9 回	601	
㊵ 処置		回		
	薬剤			
㊿ 手術麻酔		1 回	37,430	
	薬剤		39,061	
(60) 検査病理		21 回	4,152	
	薬剤			
(70) 画像診断		3 回	630	
	薬剤			
(80) その他		16 回	160	
	薬剤			

(90) 入院			
入院年月日	令和　6　年　5　月　4　日		
病　診	(90) 入院基本料・加算		点
急一般1	2,343 ×	5日間	11,715
急50	1,885 ×	3日間	5,655
	×	日間	
	×	日間	
	×	日間	
	(92) 特定入院料・その他		

⑬ ＊ 薬管1 （安全管理を要する医薬品投与患者）
〔(15日）薬剤名：ネシーナ錠〕　380×1

㉑ ＊ダイアート錠30mg 1錠，ミカルディス錠40mg 1錠，アムロジピンOD錠5mg「日医工」1錠，ネシーナ錠25mg 1錠　22×2

＊ダイアート錠30mg 1錠，ミカルディス錠40mg 1錠，アムロジピンOD錠5mg「日医工」1錠，ネシーナ錠25mg 1錠（退院時28日分投与）　22×28

＊ハルシオン0.25mg 1錠　1×2

＊ハルシオン0.25mg 1錠（退院時28日分投与）　1×28

㉝ ＊点滴注射「2」　102×4

＊大塚生食注500mL 1袋　24×4

＊大塚生食注500mL 1袋，スルバシリン静注用1.5g 1瓶，生理食塩液50mL 1瓶　97×1

㊿ ＊経皮的大動脈弁拡張術（8日）　37,430×1

＊弁拡張用カテーテル1本（151,000円／本），弁拡張用カテーテル用ガイドワイヤー（ガイドワイヤー）1本（24,400円/本），弁拡張用カテーテル用ガイドワイヤー（僧帽弁誘導用スタイレット）1本（24,500円／本），サーモダイリューション用カテーテル（サーモ標準）1本（10,000円／本），体外式ペースメーカー用カテーテル電極（一時ペーシング型）1本（15,100円／本），動脈圧モニターカテ肺動脈用2本（14,100円／本），血管造影用ガイドワイヤー（交換用）7本（2,180円／本），血管造影用シースイントロデューサーセット（一般用）1本（2,160円／本），血管造影用シースイントロデューサーセット（蛇行血管用）4本（2,760円／本），血管造影用シースイントロデューサーセット（選択的導入用）1本（13,900円／本），血管造影用カテーテル（一般用）2本（1,790円／本），血管内異物除去用カテーテル（大血管用）2本（42,800円／本），膀胱留置カテ2管一般（Ⅱ）－1　1本（561円／本）　38,285×1

＊キシロカインゼリー2％5mL，生理食塩液1L 3瓶，ヘパリンナトリウム注射液10,000単位10mL 2.4瓶，キシロカイン注ポリアンプ1％10mL 3管，プロタミン硫酸塩注射液1％5mLV，ブドウ糖注射液5％100mL 2袋，生理食

※高額療養費　円		※公費負担点数　点
(97) 食事・生活	基準　670 円 × 20回	※公費負担点数　点
	特別　76 円 × 20回	基準(生)　円×　回
	食堂　50 円 × 8日	特別(生)　円×　回
	環境　円 ×　日	減・免・猶・Ⅰ・Ⅱ・3月超

療養の給付	請求　点	※決定　点	負担金額　円	食事・生活療養	回	請求　円	※決定　円	(標準負担額)　円
保険	100,490		57,600	保険	20	15,320		9,800
公費①	点	※　点	円	公費①	回	円	※　円	円
公費②	点	※　点	円	公費②	回	円	※　円	円

塩液50mL 2瓶，生理食塩液500mL 4袋，ノルアドリナリ
ン注射液0.1% 1mL 1管，リドカイン注射液2% 5mL 1
管，オムニパーク350注50mL75.49% 2瓶　　　776 × 1
⑥　＊末梢血液一般，HbA1c　　　　　　　　　　　70 × 1
　　＊末梢血液一般　　　　　　　　　　　　　　　21 × 2
　　＊AST，ALT，LD，CK，TP，BIL/総，BUN，
　　　クレアチニン，Na・Cl，K，グルコース，T-cho，TG，
　　　HDL-cho，LDL-cho，UA（入院初回）　　　 123 × 1
　　＊AST，ALT，LD，CK，TP，BIL/総，BUN，
　　　クレアチニン，Na・Cl，K，グルコース，T-cho，TG，
　　　HDL-cho，LDL-cho，UA　　　　　　　　 103 × 2
　　＊HBs抗原定性・半定量，HCV抗体定性・定量　131 × 1
　　＊梅毒血清反応（STS）定性，
　　　梅毒トレポネーマ抗体定性　　　　　　　　　47 × 1
　　＊CRP定性　　　　　　　　　　　　　　　　 16 × 3
　　＊ABO，Rh（D）　　　　　　　　　　　　　 48 × 1
　　＊PT　　　　　　　　　　　　　　　　　　　18 × 1
　　＊BNP　　　　　　　　　　　　　　　　　 130 × 1
　　＊ECG12　　　　　　　　　　　　　　　　 130 × 1
　　＊超音波（心臓超音波検査）（経胸壁心エコー） 880 × 1
　　＊超音波（心臓超音波検査）（経胸壁心エコー）減 792 × 2
　　＊超音波（ドプラ法）（末梢血管血行動態）　　 20 × 1
　　＊超音波（ドプラ法）（末梢血管血行動態）減　 18 × 1
　　＊判血　生生Ⅰ　判生Ⅱ　判免　検管Ⅱ　　　 657 × 1
⑦　＊胸部単純X-P（デジタル撮影）1方向，電画　210 × 3
⑧　＊看処遇10　　　　　　　　　　　　　　　　10 × 8
　　＊入ベア10　　　　　　　　　　　　　　　　10 × 8
⑨　第1回入院：令和6.5.4～5.7
　　第2回入院：令和6.5.27～5.31
　　今回入院日：令和6.7.8～7.15
　　＊急一般1（14日以内），急50，6級地　　 2,343 × 5
　　＊急一般1（15日以上～30日以内），6級地 1,885 × 3

日間），②5月27日～31日（5日間），③7月8日
～15日（8日間）の3回，入院している。同一傷病
名による3カ月以内の再入院だから，入院の起算日
は初回の5月4日となる。①4日間＋②5日間＝9
日間なので，今回入院の7月8日は10日目として算

定する。よって，7月8日から12日までの5日間が
「14日以内」，7月13日から15日までの3日間が「15
日以上30日以内」の入院となる。なお，入院初日に
算定できる入院基本料等加算は入院期間が通算され
る再入院の症例であることから算定しない。

　［8～12日］届出の状況から，A100一般病棟入院
基本料「1」「イ」急性期一般入院料1（1,688点）
＋「注3」「イ」（450点）＋A207-3急性期看護補助
体制加算「3」50対1（200点）＋A218地域加算
「6」6級地（5点）＝2,343点。2,343点×5＝
11,715点。

　［13～15日］A100「1」「イ」（1,688点）＋「注
3」「ロ」（192点）＋A218「6」（5点）＝1,885
点。1,885点×3＝5,655点。A207-3は14日が限度
であるため，算定できない。

入院時食事療養費［8～15日］

入院時食事療養（Ⅰ）（1）の条件により1食につき
670円。本例では，8日（昼，夕の2食）＋9～11
日，12～13日（3食×5＝15食）＋12日（朝，夕の
2食）＋15日（朝の1食）＝20食。心臓疾患の減塩
食は特別食として算定する（1食76円）。食堂加算
の対象となる食事を提供した日は8日間（1日につ
き50円）。したがって，基準（670円×20食＝13,400
円）＋特別食（76円×20食＝1,520円）＋食堂加算
（50円×8日間＝400円）＝15,320円。標準負担額は
1食490円。490円×20＝9,800円。

負担金額

後期高齢者被保険者証の提示により，自己負担割合
1割の算定だが，高額療養費の現物給付の対象とな
るため，適用区分「29区エ」の取扱いとして自己負
担上限額が57,600円となる。

ランクアップ！

処方箋料・特定疾患処方管理加算　　注意してみていこう

　処方箋料は（1）3種類以上の抗不安薬，睡眠薬，抗うつ薬，抗精神病薬又は
4種類以上の抗不安薬及び睡眠薬の投薬を行った場合，（2）1以外で内服薬7
種類以上等，（3）1及び2以外の3区分です。
　2004年4月の改定で，「処方期間が28日以上の場合」が新設された特定疾患処
方管理加算ですが，2024年には，月1回を限度として，1処方につき56点とする
改定が行われました。
　算定の注意点としては，①処方された薬剤の処方期間が28日以上であること，②リフィル処方箋の場合
は複数回の使用による合計の処方期間が28日以上の処方を含むことなどです。
　なお，2024年4月の改定で処方期間が28日未満の場合は算定できなくなりました。

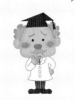

【施設の概要等】一般病院（外科，内科，整形外科，小児科，産婦人科，眼科，耳鼻咽喉科，皮膚科，泌尿器科，麻酔科，放射線科，リハビリテーション科），一般病棟のみ（400床）
【届出等の状況】急一般4，臨修（基幹型），録管2，医2の25，環境，安全1，感向2，デ提1，薬管，検管Ⅱ，CT撮影（16列以上64列未満マルチスライス型），画像診断管理加算2，麻管（Ⅰ），入院時食事療養（Ⅰ），食堂加算，入ベア10，看処遇10
【職員の状況】医師，薬剤師および看護職員（看護師および准看護師）の数は医療法標準を満たしている。※手術前（後）医学管理料は算定しないものとする。
【診療時間】月曜〜土曜　9〜17時　日・祝祭日は休診
【所在地】3級地
＊限度額適用・標準負担額減額認定証提示〔認定期間：R6.10.1〜12.31，適用区分（オ）：住民税非課税対象者〕

診療録	保険者番号		1 4 × × × ×	氏名	大磯太郎		公費負担者番号		
	記号番号		＊＊・＊＊				公費負担医療の受給者番号		
	有効期限	令和　　年　　月　　日		受診者	生年月日　大・昭・平　48年 12 月 24 日生　男・女		公費負担者番号		
	資格取得	昭和・平成・令和　年　月　日					公費負担医療の受給者番号		
	被保険者氏名	大磯太郎			住所　電話　　局　　番		保険者	所在地　電話　局　番	
	事業所所在地 名称	電話　局　番			職業	被保険者との続柄　世帯主		名称	

傷病名	職務	開始	終了	転帰	期間満了予定日
（1）腰部脊柱管狭窄症（主病）	上外	11月 R6年13日	月　年日	治ゆ・死亡・中止	月　年日
（2）第4腰椎すべり症	上外	11月 R6年13日	月　年日	治ゆ・死亡・中止	月　年日
（3）鉄欠乏性貧血	上外	11月 R6年13日	月　年日	治ゆ・死亡・中止	月　年日

既往症・原因・主要症状・経過等	処方・手術・処置等
＊R4.11頃より，両側でん部〜下肢痛あり。他院にて加療中であったが改善なく，当院へ手術予定で紹介初診となる。既往歴は特になし。 R6.11.25(月) 腰痛，両大腿後面痛あり。→前屈で軽快 下肢冷感，跛行なし。 自己血貯血400mL（液状）あり（外来で13日に実施） 昼より常食開始 R6.11.26(火) 下肢超音波→DVTなし 弾性ストッキング着用（必要な医学管理及び計画の記録省略） 栄養管理計画書作成（管理栄養士） R6.11.27(水) 腰椎CT→放射線科医の腰椎CT読影文書 「L3／4，L4／5椎間板ヘルニアを認める」 黄色靭帯－椎間関節肥厚（＋）脊柱管狭窄（＋） 麻酔前回診；特に異常なし　　（麻酔科；山本） R6.11.28(木) 本日禁食 手術：L3／4 PLIF L4／5 PLF 手術室入室8：30　帰室13：45 酸素吸入　翌朝6：00まで6L/毎分 帰室時　BT：37.7℃　SpO2：97%　BP：84/140 R6.11.29(金) BT 38℃まで上昇，本日も禁食 WBC；13830　CRP；7.72　Hb；13.8 自己血800mL返血 麻酔後回診；手術後の麻酔合併症なし 　　　　　　　　　　　　　　（麻酔科；山本） 注射薬等について薬剤管理指導（薬剤師；横山） 17：00：吸引ドレーン抜去 R6.11.30(土) BT 37℃前半まで改善　疼痛↓　下肢シビレ（－） 自己体位変換OK，夕より食事再開	R6.11.25 ・自己血貯血400mL（液状）採血 　＊入院時体重；58kg ・エスポー皮下用24000シリンジ24,000国際単位0.5mL1筒　筋注 ・B－末梢血液一般検査　Hb：13.3 点滴）ヴィーンF輸液500mL1袋 R6.11.26 Rp）①ロルカム錠4mg　3錠， 　　　メチコバール錠500μg　3錠， 　　　ムコスタ錠100mg　3錠　　3×7日分 　　②ボルタレンサポ50mg　5個 ・下肢超音波 R6.11.27 ・腰椎CT（16列以上64列未満マルチスライス型） 電子画像管理 R6.11.28 術前処置）グリセリン浣腸液50%「ムネ」60mL 手術）腰椎後方椎体固定術（第3第4腰椎），脊椎後側方固定術（第4第5腰椎） 麻酔）9：00〜13：45：全身麻酔(以下の時間以外は仰臥位で実施) 　　　9：15〜13：30：伏臥位 　　　9：35〜13：20：低体温 手術薬剤）液体酸素（CE）1,000L，セボフレン吸入麻酔液200mL，ディプリバン注-キット200mg20mL1筒，ヴィーンF輸液500mL2袋，アルチバ静注用2mg2瓶，フェンタニル注射液0.1mg「第一三共」10A，アトロピン硫酸塩注射液1A，ガスター注射液10mg1A，ロピオン静注50mg1A，プロスタンディン点滴静注用500μg2瓶，カルチコール注射液8.5%5mL1A，アドナ注（静注用）50mg1A，トランサミン注10%10mL1A，ドロレプタン注射液25mg2.5mg1mLバイアル，アドレナリン注射液0.1%1mL1A，ヘパリンナトリウム注射液5000単位5mL6A，生理食塩液500mL15瓶，キシロカインゼリー2%10mL 手術時特定保険材料等）膀胱留置用ディスポーザブルカテーテル（2管一般Ⅱ-1）×1，脊椎固定用材料・脊椎スクリュー（可動型）×8，脊椎ロッド①標準型×1，吸引留置カテーテル（能動吸

引型・創部用・硬質型）×1
手術前点滴） ヴィーンF輸液500mL 1 袋
　　　　パンスポリン静注用1gバッグS1キット
手術後点滴） ヴィーンF輸液500mL3袋
　　　　パンスポリン静注用1gバッグS1キット
・腰椎X－P（デジタル）画像記録用フィルム（半切）2枚
・酸素吸入；13：45～翌朝6：00まで
　液体酸素CE：0.19円/L
R6.11.29
　点滴） ヴィーンF輸液500mL 2 袋
　　パンスポリン静注用1gバッグS 2 キット
・創部消毒処置（480cm²）；ポビドンヨード外用液
　10%「イワキ」外用液20mL
・B－末梢血液一般検査・CRP
R6.11.30
　点滴） ヴィーンF輸液500mL 2 袋
　　パンスポリン静注用1gバッグS 2 キット

	使用薬剤品名	規格・単位	薬価(円)		使用薬剤品名	規格・単位	薬価(円)
内服薬	ムコスタ錠100mg	100mg 1 錠	10.10	注射薬	エスポー皮下用24000シリンジ	24,000国際単位0.5mL1筒	12,489.00
	メチコバール錠500μg	0.5mg 1 錠	10.10		ガスター注射液10mg	10mg1mL 1 管	146.00
	ロルカム錠4mg	4mg 1 錠	13.40		カルチコール注射液8.5%5mL	8.5%5mL 1 管	84.00
外用薬	キシロカインゼリー2%	2%1mL	6.30		生理食塩液	500mL 1 瓶	236.00
	グリセリン浣腸液50%「ムネ」60mL	50%60mL1 個	113.10		トランサミン注10%	10%10mL 1 管	100.00
	セボフレン吸入麻酔液	1mL	27.20		ドロレプタン注射液25mg	2.5mg1mLバイアル	95.00
	ポビドンヨード外用液10%「イワキ」	10%10mL	10.90		パンスポリン静注用1gバッグS	1 g 1 キット（生理食塩液100mL付）	1,014.00
	ボルタレンサポ50mg	50mg 1 個	29.00		フェンタニル注射液0.1mg「第一三共」	0.005%2mL 1 管	253.00
注射薬	アドナ注（静注用）50mg	0.5%10mL1 管	89.00		プロスタンディン点滴静注用500μg	500μg 1 瓶	7,592.00
	アドレナリン注射液	0.1%1mL 1 管	94.00				
	アトロピン硫酸塩注射液	0.05%1mL 1 管	95.00		ヘパリンナトリウム注射液	5,000単位5mL 1 管	165.00
	アルチバ静注用2mg	2mg 1 瓶	1,759.00		ロピオン静注50mg	50mg5mL 1 管	278.00
	1%ディプリバン注-キット	200mg20mL 1 筒	1,117.00				
	ヴィーンF輸液	500mL 1 袋	191.00				

品名	規格・単位	価格(円)
[029] 吸引留置カテーテル（1）能動吸引型④創部用（イ）硬質型	1 本	4,060.00
[039] 膀胱留置用ディスポーザブルカテーテル（2）2管一般（Ⅱ）①標準型	1 本	561.00
[064] 脊椎固定用材料（1）脊椎ロッド①標準型	1 本	36,500.00
[064] 脊椎固定用材料（5）脊椎スクリュー（可動型）①標準型	1 本	79,100.00
液体酸素・定置式液化酸素貯槽（CE）	1 L	0.19

◆◆◆カルテ読解

施設の概要等
　一般病棟400床の病院の症例。

保険
　国民健康保険の被保険者。負担割合は3割。低所得者世帯の限度額適用・標準負担額減額認定証提示。

傷病名
腰部脊柱管狭窄症➡脊柱管が平均前後径より狭小化した状態で，種々の疾患発症の起因となる病態。腰部脊柱管狭窄症では，腰痛，下肢への放散痛，間欠性跛行などが起こる。

左欄 ［25日］（経過等）
自己血貯血400mL（液状）あり➡外来にて13日に自己血貯血（400mL）を実施している。同日にエスポー皮下用24000を筋注しているが，この薬剤は自己血貯血量が800mL以上で，1週間以上の貯血期間を予定する手術施行患者の自己血貯血であることが保険適用要件である。

右欄 ［25日］（処置等）
➡経過欄の記載（11.25入院において自己血貯血400mL）と合わせ，貯血量は800mLとなる。

左欄 ［26日］（経過等）
DVTなし➡DVT（深部静脈血栓）の略。

弾性ストッキング着用➡弾性ストッキングの着用は肺血栓塞栓症予防のために使用されたもの。

B001-6肺血栓塞栓症予防管理料を算定する。

左欄 [27日] (経過等)
腰椎CT読影文書➡放射線科医が読影しているので画像診断管理加算の対象となる。届出の状況から コ画2 の算定が可能である。

右欄 [27日] (処置等)
電子画像管理➡CTであるから 電画 120点を加算。
麻酔前回診➡麻酔管理料算定の条件として麻酔前後の診察が必要となる。29日の麻酔後回診と合わせ,この症例では算定条件が満たされている。

左欄 [28日] (経過等)
PLIF➡腰椎後方椎体間固定術のこと。
PLF➡脊椎後側方固定術のこと。
SpO²➡経皮的動脈血酸素飽和度測定。この患者は術後およびその翌日まで酸素吸入が行われているが,28日は閉鎖循環式全身麻酔が行われているので算定できない。

左欄 [29日] (経過等)
自己血800mL返血➡自己血貯血した血液を返血。すなわち,自己血輸血を施行している。

◆◆◆点数算定

初診料
11月13日に外来で算定済み。

医学管理等 [26, 29日]
[26日] **弾性ストッキング着用**➡B001-6肺血栓塞栓症予防管理料として305点を算定。
[29日] **注射薬等について薬剤管理指導**➡B008薬剤管理指導料「2」325点を算定。

投薬料 [26日]
内服薬➡ロルカム錠4mg 3錠（13円40×3）＋メチコバール錠500μg 3錠（10円10×3）＋ムコスタ錠100mg 3錠（10円10×3）＝100円80。1剤1日分は10点。7日分だから，薬剤料は10点×7＝70点。
外用薬➡ボルタレンサポ50mg 5個（29円00×5＝145円00）。1調剤の薬剤料は14点。
調剤料➡F000調剤料「2」（1日につき）7点を算定。26日に内服薬が7日分投与されているから26〜30日の5日間について算定。7点×5＝35点。
調基➡薬剤管理指導料算定のため算定できない。

注射料 [25, 28〜30日]
25日の点滴➡ヴィーンF輸液500mL 1袋（191円）。薬剤料19点。
28日の点滴➡ヴィーンF輸液500mL 4袋（191円×4）＋パンスポリン静注1gバッグS 2キット（1,014円×2）＝2,792円。薬剤料279点。
29日および30日の点滴➡ヴィーンF輸液500mL 2袋（191円×2）＋パンスポリン静注1gバッグS 2キット（1,014円×2）＝2,410円。薬剤料241点×2＝482点。
注射手技料➡25, 29, 30日の点滴はいずれも注射量が500mL以上のためG004点滴注射「2」により102

点を算定。102点×3＝306点。

> 28日は手術に関連して行われているので点滴注射手技料は算定できない。

処置料 [28, 29日]
28日の酸素吸入➡手術当日に行われた酸素吸入の手技料は手術「通則1」により算定できない。酸素は別途算定できる。13：45〜24：00までの（10時間15分→615分）だから，使用した酸素は6L×615分＝3,690L。液体酸素CEの価格は0.19（円）×3,690（L）×1.3（補正率）＝911円43（四捨五入）→911円→91点。
29日の酸素吸入➡（6時間→360分）だから，使用した酸素は6L×360分＝2,160L。液体酸素CEの価格は0.19（円）×2,160（L）×1.3（補正率）＝533円52（四捨五入）→534円→53点。手技料はJ024酸素吸入65点。
29日の創部消毒処置（480cm²）➡J000創傷処置「2」60点を算定。薬剤➡ポビドンヨード外用液10%「イワキ」10% 20mL（10円90×2＝21円80）。薬剤料→2点。
29日の吸入ドレーン抜去➡28日に術部に挿入した吸引留置カテーテルの処置料。能動吸引型のカテーテルを使用していることからJ002ドレーン法「1」持続的吸引を行うものにより50点を算定する。

手術料 [25, 26, 29日]
[25日] **自己血貯血400mL（液状）採血**➡K920輸血「3」自己血貯血「イ」（1）液状保存の場合により算定。200mLごとに250点。400mLだから250点×2＝500点。
エスポー皮下用24000単位 1筒➡12,489円→1,249

44

点。

摘要欄には，貯血量，本剤投与前の体重，Hb濃度を記載する。

自己血貯血に伴って使用されたエスポー皮下用24000単位の薬剤料は，K940の薬剤として算定する。なお，外来など，自己血の採血に伴う注射実施料を別に算定できるケースもあることに留意する。

[28日] 腰椎後方椎体固定術（第3第4腰椎），脊椎後側方固定術（第4第5腰椎）➡第3腰椎と第4腰椎の間を1椎間固定するのでK142脊椎固定術「3」後方椎体固定。41,160点を算定する。また第4腰椎と第5腰椎の間の1椎間は後側方固定なのでK142脊椎固定術「2」後方又は後側方固定32,890点となる。2つの手術は，1つの手術料と椎間を増すごとに100分の50を加算することから，41,160点＋（32,890点×0.5）＝57,605点。

手術時特定保険材料等➡膀胱留置用ディスポーザブルカテーテル〔2管一般（II）〕①標準型1本（561円）＋脊椎固定用材料・脊椎スクリュー（可動型）①標準型8本（79,100円×8＝632,800円）＋脊椎ロッド①標準型1本（36,500円）＋吸引留置カテーテル（能動吸引型④創部用（イ）硬質型）1本（4,060円）＝673,921円。67,392点。

本症例では，膀胱留置用カテーテルは，24時間体内留置とみなし算定する。

[29日] **自己血800mL返血**➡K920輸血「4」自己血輸血「イ」（1）液状保存の場合により算定。自己血輸血は，手術時及び手術後3日以内に輸血を行った場合に算定する。200mLごとに750点。800mLの輸血であるから，750点×4＝3,000点。

麻酔料 [28日]

麻酔）9：00～13：45；全身麻酔（以下の時間以外は仰臥位で実施），9：15～13：30：伏臥位，9：35～13：20：低体温➡複数の麻酔や手術を一つの全身麻酔で行う場合，「保医発通知」では，「複数の点数に分類される麻酔や手術が一の全身麻酔のなかで行われる場合においては，行われた麻酔のなかで最も高い点数のものを算定する」とある。本例では9：35～13：20に行われた低体温麻酔が閉麻2に該当し，最も高い点数となる。伏臥位は閉麻3，仰臥位は閉麻5に該当。整理すると以下のようになる。①**閉麻2**➡9：35～13：20の3時間45分，②**閉麻3**➡

9：15～9：35（20分）と13：20～13：30（10分）を合わせた30分，③**閉麻5**➡9：00～9：15（15分）と13：30～13：45（15分）を合わせた30分。したがって，以下のように算出する。

＊基本となる2時間に①閉麻2の2時間を充当……L008「2」「ロ」12,100点
＊①閉麻2の残り1時間45分のうち1時間30分……L008「注2」「ロ」により，1,200点×3＝3,600点。
＊同じ点数区分にある麻酔時間をそれぞれ合算し加算
　②閉麻3（20分＋10分＝30分）……L008注2「ハ」900点
　③閉麻5（15分＋15分＝30分）……L008注2「ホ」600点
＊閉麻2の残り15分……L008注2「ロ」1,200点

以上より，上記の麻酔は，12,100点＋3,600点＋1,200点＋900点＋600点＝18,400点。

麻酔時に使用した酸素（CE）1,000L➡液体酸素（CE）1Lは0.19円だから，0.19円×1,000（L）×1.3（補正率）＝247円（四捨五入）→247円→25点。

麻酔前後の回診➡届出の状況から，L009麻酔管理料（I）「2」1,050点。

手術薬剤（麻酔薬剤等）➡グリセリン浣腸液50％「ムネ」60mL　1個（113円10）＋セボフレン吸入麻酔液200mL（27円20×200）＋1％ディプリバン注-キット200mg20mL 1筒（1,117円）＋ヴィーンF輸液500mL 2袋（191円×2）＋アルチバ静注用2mg 2瓶（1,759円×2）＋フェンタニル注射液0.1mg「第一三共」10A（253円×10）＋アトロピン硫酸塩注射液1A（95円）＋ガスター注射液10mg 1A（146円）＋ロピオン静注50mg 1A（278円）＋プロスタンディン点滴静注用500μg 2瓶（7,592円×2）＋カルチコール注射液8.5％5mL 1A（84円）＋アドナ注（静注用）50mg 1A（89円）＋トランサミン注10％10mL 1A（100円）＋ドロレプタン注射液25mg2.5mg 1mLバイアル（95円）＋アドレナリン注射液0.1％1mL 1A（94円）＋ヘパリンナトリウム注射液5,000単位5mL 6A（165円×6）＋生理食塩液500mL15瓶（236円×15）＋キシロカインゼリー2％10mL（6円30×10）＝33,858円。薬剤料3,386点。

検査料 [25，26，29日]

末梢血液一般検査➡D005血液形態・機能検査「5」末梢血液一般検査21点。25，29日の2回施行。21点×2＝42点。**検査判断料**➡D026「3」血液学的検査判断料125点。

◆入院４　規範レセプト

診療報酬明細書（医科入院）　令和　6　年　11　月分　都道府県番号　医療機関コード

1 医科	①社・国　2 公費	3 後期	①単独　2 2併　3 3併
①本入　3 六入　5 家入	7 高入一　9 高入7	給付割合	10 9 8 ⑦（　）

公費負担者番号①	
公費負担医療の受給者番号①	
公費負担者番号②	
公費負担医療の受給者番号②	
保険者番号	1　4　×　×　×　×
被保険者証・被保険者手帳等の記号・番号	＊＊・＊＊

区分	精神　結核　療養	特記事項
氏名	大磯太郎	30 区オ
	①男　2女　1明　2大　③昭　4平　5令　48.　12.　24　生	
職務上の事由	1 職務上　2 下船後3月以内　3 通勤災害	

保険医療機関の所在地及び名称

傷病名	診療開始日	転帰	診療実日数
（1）腰部脊柱管狭窄症（主病）	（1）令和6年11月13日	治ゆ　死亡　中止	保険 6日
（2）第4腰椎すべり症	（2）令和6年11月13日		公費① 日
（3）鉄欠乏性貧血	（3）令和6年11月13日		公費② 日

区分		回数等	点	公費分点数
⑪初診	時間外・休日　深夜	回		
⑬医学管理			630	
⑭在宅				
⑳投薬	㉑内服	7 単位	70	
	㉒屯服	単位		
	㉓外用	1 単位	14	
	㉕調剤	5 日	35	
	㉖麻毒	日		
	㉗調基			
㉚注射	㉛皮下筋肉内	回		
	㉜静脈内	回		
	㉝その他	7 回	1,086	
㊵処置		5 回	319	
	薬剤		2	
(50)手術麻酔		6 回	80,580	
	薬剤		72,027	
(60)検査病理		5 回	877	
	薬剤			
(70)画像診断		4 回	1,920	
	薬剤			
(80)その他		12 回	120	
	薬剤			

(90)入院

入院年月日　令和　6　年　11　月　25　日

病　診　(90)入院基本料・加算　点

3,161 ×	1日間	3,161
1,951 ×	5日間	9,755
×	日間	
×	日間	
×	日間	

急一般４　臨修　録管２　医２の25　安全１　感向２　環境　デ提１

(92)特定入院料・その他

区分	摘要	点数×回数
⑬	＊肺予	305×1
	＊薬管２（29日）	325×1
㉑	＊ロルカム錠4mg３T，メチコバール錠500μg３T，ムコスタ錠100mg３T	10×7
㉓	＊ボルタレンサポ50mg５個	14×1
㉝	＊点滴注射「２」	102×3
	＊ヴィーンF輸液500mL１袋	19×1
	＊ヴィーンF輸液500mL４袋，パンスポリン静注用1gバッグS　２キット	279×1
	＊ヴィーンF輸液500mL２袋，パンスポリン静注用1gバッグS　２キット	241×2
㊵	＊酸素吸入（手術日）酸素加算液体酸素（CE）（0.19円×3,690L×1.3）÷10	91×1
	＊創傷処置「２」	60×1
	＊ポビドンヨード外用液10％「イワキ」20mL	2×1
	＊酸素吸入	65×1
	＊酸素加算液体酸素（CE）（0.19円×2,160L×1.3）÷10	53×1
	＊ドレーン法「１」持続的吸引	50×1
(50)	＊脊椎固定術「３」後方椎体固定（１椎間）（28日）（併施）脊椎固定術「２」後側方固定（１椎間）	57,605×1
	＊閉麻「２」（低体温麻酔）（3時間45分）併施　閉麻「３」（30分）閉麻「５」（30分）（28日）	18,400×1
	＊酸素加算液体酸素（CE）1,000L（0.19円×1,000×1.3）÷10	25×1
	＊麻管Ⅰ	1,050×1
	＊自己血貯血（液状保存）400mL〔外来にて自己血貯血（液状保存）400mLあり〕	500×1
	＊エスポー皮下用24000シリンジ24,000国際単位0.5mL１筒（最終貯血量800mL，体重58kg，Hb 13.3）	1,249×1
	＊膀胱留置カテ２管一般（Ⅱ）－1（561円/本）１本，固定用内副子・FQ－V（79,100/本）８本，	

※高額療養費　円　※公費負担点数　点　※公費負担点数　点

(97)食事・生活			
基準Ⅰ	670 円 × 9 回	基準(生)	円× 回
特別	円 × 回	特別(生)	円× 回
食堂	50 円 × 4 日		
環境	円 × 日	減・免・猶・Ⅰ・Ⅱ・3月超	

療養の給付	請求 点	※決定 点	負担金額 円	食事・生活療養 回	請求 円	※決定 円	（標準負担額）円
保険	170,596		35,400	9	6,230		2,070
公費①	点	※ 点	円	回	円	※ 円	円
公費②	点	※ 点	円	回	円	※ 円	円

固定用内副子・FM（36,500円/本）１本，吸引留置カテ・創部用Ⅱ（4,060円/本）１本	67,392×１
＊グリセリン浣腸液50％「ムネ」60mL　1個，セボフレン吸入麻酔液200mL，１％ディプリバン注-キット200mg20mL１筒，ヴィーンF輸液500mL2袋，アルチバ静注用2mg２瓶，フェンタニル注射液0.1mg「第一三共」10A，アトロピン硫酸塩注射液１A，ガスター注射液10mg１A，ロピオン静注50mg１A，プロスタンディン点滴静注用500μg2瓶，カルチコール注射液8.5%5mL１A，アドナ注（静注用）50mg１A，トランサミン注10%10mL１A，ドロレプタン注射液25mg2.5mg1mLバイアル，アドレナリン注射液0.1％１mL１A，ヘパリンナトリウム注射液5000単位５mL６A，生理食塩液500mL15瓶，キシロカインゼリー2%10mL	3,386×１
＊自己血輸血（液状保存）800mL	3,000×１
(60) ＊B－末梢血液一般	21×２
＊超音波検査（断層撮影法）（下肢血管）	450×１
＊B－CRP	16×１
＊［判血］［判免］［検管Ⅱ］	369×１
(70) ＊CT撮影腰椎（16列以上64列未満マルチスライス型），［電画］	1,020×１
＊コンピューター断層診断	450×１
＊［コ画２］	175×１
＊腰椎単純X－P（デジタル），画像記録用フィルム半切２枚	275×１
(80) ［看処遇10］	10×6
［入ベア10］	10×6
(90) ＊急一般４（14日以内），臨修（基幹），録管２，医２の25，安全１，感向２，環境，デ提１，３級地	3,161×１
＊急一般４（14日以内），環境，３級地	1,951×５

下肢超音波➡D215超音波検査「２」断層撮影法「ロ」（２）下肢血管**450点**。27日に施行。

CRP➡D015血漿蛋白免疫学的検査「１」C反応性蛋白（CRP）**16点**。29日に施行。**検査判断料➡**D026「６」免疫学的検査判断料**144点**。

検体検査管理加算（Ⅱ）➡届出の状況から，D026検体検査判断料「注４」「ロ」**100点**を加算する。

> 外来での検査判断料の算定有無が不明なため，上記の検査に該当する検査判断料について算定した。

画像診断 ［27，28日］

［27日］**腰椎CT（16列以上64列未満マルチスライス型）・電子画像管理➡**E200コンピューター断層撮影「１」CT撮影「ロ」（900点）＋コンピューター断層撮影診断料「通則３」電子画像管理加算（120点）＝**1,020点**。E203コンピューター断層診断**450点**。**放射線科医の腰椎CT読影文書➡**画像診断「通則５」画像診断管理加算２の**175点**を算定。

［28日］**腰椎X-P（デジタル）　画像記録用フィルム（半切）２枚➡**E001写真診断「１」「イ」（85点＋85点×0.5＝127.5点→128点）＋E002撮影「１」「ロ」（68点＋68点×0.5＝102点）＋画像記録用フィルム半切２枚（226円×２＝452円→45点）＝**275点**。

> 撮影部位を「摘要」欄に記載する。

その他 ［25～30日］

O100「10」看護職員処遇改善評価料10（10点×６）＋O102「10」入院ベースアップ評価料10（10点×６）＝**120点**。

入院料 ［25～30日］

［25日］A100一般病棟入院基本料「１」「ニ」急性期一般入院料４（1,462点）＋「注３」「イ」14日以内（450点）＋A204-2臨床研修病院入院診療加算「１」基幹型（40点）＋A207診療録管理体制加算「２」（100点）＋A207-2医師事務作業補助体制加算「２」「ハ」（665点）＋A219療養環境加算（25点）＋A234医療安全対策加算「１」（85点）＋A234-2感染対策向上加算「２」（175点）＋A218地域加算「３」３級地（14点）＋A245データ提出加算「１」イ（145点）＝**3,161点**。

［26～30日］A100一般病棟入院基本料「１」「ニ」急性期一般入院料４（1,462点）＋「注３」「イ」14日以内（450点）＋A219療養環境加算（25点）＋A218地域加算「３」３級地（14点）＝1,951点。1,951点×５＝**9,755点**。

入院時食事療養費 ［25～27，30日］

入院時食事療養（Ⅰ）（１）の条件により１食につき670円。本例では，９食〔25日（昼，夕）（２食）＋26，27日（朝，昼，夕）（３食×２＝６食）＋30日（夕）（１食）〕が提供されている。食堂加算（50円）は４日間算定。

入院時食事療養（Ⅰ）（１）９食（670円×９＝6,030円）＋食堂加算４日間（50円×４＝200円）＝**6,230円**。低所得者（限度額適用・標準負担額減額認定証の提示あり）で入院期間は90日以内なので，標準負担額は１食230円。230円×９＝**2,070円**。

特記事項

限度額適用・標準負担額減額認定証の提示があるので，「特記事項」欄に「30区オ」と記載する。

負担金額

住民税非課税対象者であるため，高額療養費制度により，負担金額は**35,400円**となる。

【施設の概要等】一般病院（内科，消化器科，外科，整形外科，脳神経外科，胸部外科，婦人科，眼科，皮膚科，耳鼻咽喉科，泌尿器科，放射線科，麻酔科），一般病床285床，病院輪番制病院（24時間365日），電子カルテシステム，PACSシステム
【届出の状況（要件を満たすものを含む）】急一般4，臨修（基幹型），録管1，医1の40，急50，環境，安全2，安全地連2，感向1，患サポ，後使3，デ提2，薬管，検管Ⅱ，画像診断管理加算2，CT撮影（64列以上のマルチスライス型の機器，その他の場合），電子媒体画像保存，麻管Ⅰ，救医，入院時食事療養（Ⅰ），食堂加算，運動器リハビリテーション料（Ⅰ）（初期加算含む），二次性骨折予防継続管理料1，緊急整復固定加算，医DX，入ベア10，看処遇10
【職員の状況】医師数および薬剤師および看護職員（看護師および准看護師）数は医療法を満たしている。
【診療時間】月曜～金曜　8時30分～17時／土曜　8時30分～12時／日曜，祝祭日は休診
【所在地】神奈川県鎌倉市（3級地）　【患者負担割合】1割

診療録	保険者番号	3 9 × × × × × ×	氏名	村山　隆志	公費負担者番号	
	記号番号	・	受診者	生年月日　大・㊰・平　4年2月2日生　㊚・女	公費負担医療の受給者番号	
	有効期限	令和　年　月　日			公費負担者番号	
	資格取得	昭和・平成・令和　年　月　日			公費負担医療の受給者番号	

被保険者氏名　村山　隆志
事業所（船舶所有者）所在地　電話　局　番　名称
受診者　住所　電話　局　番　職業　被保険者との続柄　本人
保険者　所在地　電話　局　番　名称

傷病名	職務	開始	終了	転帰	期間満了予定日
（1）左大腿骨転子部骨折	上・外	R6年12月9日	年月日	治ゆ・死亡・中止	年月日
（2）高血圧症	上・外	R6年12月9日	年月日	治ゆ・死亡・中止	年月日

既往症・原因・主要症状・経過等	処方・手術・処置等
R6.12.9（月） 令和6年12月8日，20時頃に自宅内で滑って尻餅をつくように転倒。その後から動けず本日16時00分救急搬送。 【主訴】左大腿部痛 【アレルギー】なし 【既往歴】高血圧症 【生活情報】ADLは自立　妹と2人暮らし 【現症】37℃，122/77 HR95/min SpO₂100% 単純写真・CT施行 胸部単純写真で活動性肺炎像指定できず 左大腿骨転子間骨折，小転子の遊離あり 【A/P】#左大腿骨転子部骨折 もともと歩行可能なADLの方。入院手術適応 緊急入院とする。 入院診療計画書の説明を行い文書交付 救急医療管理加算1「ケ」緊急手術，緊急カテーテル治療・検査又はt-PA療法を必要とする状態に該当 本人・家族に対し主治医より手術に関する説明を行い同意書交付 麻酔科医より全身麻酔＋伝達麻酔についての説明を行い同意書交付 塞栓予防に弾性ストッキング装着 ※関連学会のガイドラインに則り，VTEのリスク評価を行っている。（内容省略） 薬剤師により薬剤管理指導施行（内容省略） 安静指示のため膀胱留置カテーテル設置 食事は食止め R6.12.10（火） 本日手術施行 ＜手術記録＞ 手術時間：0時間42分（12：57～13：39） 麻酔時間：1時間20分（12：36～13：56） 下肢は内施させると整復位良好となった 大転子頂部より横指近位に5cmの皮切をおいた皮下を展開 クラウンリーマで刺入部を作成 ガイドを挿入しネイル長を340mmに決定，インプラントを挿入	（診療内容を一部省略している） R6.12.9 ○検査）末梢血液一般，末梢血液像（自動機械法） 生化学：LD，AST，ALT，ALP，γ-GT，CK，UA，BUN，クレアチン，カルシウム，BIL/直，BIL/総，TP，Alb，HDL-コレステロール，LDL-コレステロール，Tcho CRP PT，APTT，Dダイマー HbA1c BNP 血液ガス分析（動脈血採取） HBs抗原，HCV抗体定性・定量 梅毒血清反応（STS）定性，梅毒トレポネーマ抗体定性 経皮的動脈血酸素飽和度 ECG12 ○画像）胸部CT撮影（64列以上のマルチスライス型・その他），電子画像管理 胸部X-P　1方向（デジタル，電子画像管理） 両股関節X-P　1方向（デジタル，電子画像管理） 左膝関節X-P　2方向（デジタル，電子画像管理） 右膝関節X-P　2方向（デジタル，電子画像管理） ○処置）留置カテーテル設置 キシロカインゼリー2％5mL，注射用蒸留水20mL 1A 膀胱留置カテ2管一般（Ⅲ）-1（1本） ○点滴）ラクテック注500mL 1袋，大塚生食注100mL 1瓶，ヘパリンNaロック用10単位/mLシリンジ「オーツカ」10mL 1筒 R6.12.10 ○術前点滴）セフメタゾールナトリウム静注用1g「日医工」1瓶，大塚生食注2ポート100mL 1キット ○手術）骨折観血的手術（大腿），緊急整復固定加算 生食注シリンジ「NP」20mL 1筒 大塚生食注500mL 1瓶 髄内釘（大腿骨頸部型）1個 髄内釘（横止めスクリュー・大腿骨頸部型）1個 髄内釘（横止めスクリュー・標準型）2個 ○麻酔）閉鎖循環式全身麻酔5「ロ」1時間20分，神経ブロック併施加算（イ以外の場合）

ラグスクリューを骨頭中心目指して，Ubladeを挿入
遠位横止めを挿入
洗浄し追層縫合し手術終了とした。
明日朝より食事開始

R6.12.11(水)
　術後1日目　疼痛の訴えあり
　麻酔科医診察
　朝食より常食開始
　創部消毒
　膀胱留置カテーテル抜去
　運動機能の低下があり，リハビリが必要。
　リハビリ開始する。
　【リハビリ記録】（詳細省略）（理学療法士）
　実施時間：11：34～11：54
　骨癒合不全のため超音波骨折治療器使用開始
　原則として連日継続使用するよう指導した。（中略）
　来週どこかで骨粗鬆症の評価を行う。
　（二次性骨折予防継続管理料1算定予定）

R6.12.12(木)
　術後2日目
　創部消毒
　【リハビリ記録】（詳細省略）（理学療法士）
　実施時間：10：34～10：54

液化酸素LGC（0.32円/L）200L
スープレン吸入麻酔液80mL
プロポフォール静注1％20mL「マルイシ」200mg 20mL 1A
フェンタニル注射液0.1mg「テルモ」0.005％2mL 1A
レミフェンタニル静注用2mg「第一三共」2瓶
アナペイン注7.5mg/mL 0.75％ 10mL 1A
キシロカイン注射液「1％」エピレナミン（1：100,000）含有　40mLバイアル
○**術後点滴**）KN 3号輸液500mL 1袋，ラクテック注500mL 2袋，セフメタゾールナトリウム静注用1g「日医工」1瓶，大塚生食注2ポート100mL 1キット，アセリオ静注用1000mgバッグ1,000mg 100mL 1袋，大塚生食注100mL 1瓶

R6.12.11
○**処置**）創傷処置（100cm²未満）
○**検査**）末梢血液一般，末梢血液像（自動機械法）
　生化学：カリウム，ナトリウム及びクロール，UA，BUN，クレアチン，Alb，AST，ALT，BIL/総，ALP CRP
○**点滴**）KN 3号輸液500mL 2袋，セフメタゾールナトリウム静注用1g「日医工」2瓶，大塚生食注2ポート100mL 2キット
○**リハビリ**）運動器リハビリテーション料（Ⅰ）（PTによる）（1単位）
　早期リハビリテーション加算（運動器）（1単位）
○**手術**）超音波骨折治療法

R6.12.12
○**処置**）創傷処置（100cm²未満）
○**リハビリ**）運動器リハビリテーション料（Ⅰ）（PTによる）（1単位）
　早期リハビリテーション加算（運動器）（1単位）
（以下略）

	使用薬剤品名	規格・単位	薬価（円）
外用	キシロカインゼリー2%	2% 1mL	6.30
	スープレン吸入麻酔液	1mL	38.70
注射薬	アセリオ静注液1000mgバッグ	1,000mg 100mL 1袋	304.00
	アナペイン注7.5mg/mL	0.75% 10mL 1管	520.00
	大塚生食注	100mL 1瓶	147.00
	大塚生食注	500mL 1瓶	236.00
	大塚生食注2ポート100mL	100mL 1キット	212.00
	キシロカイン注射液「1%」エピレナミン（1：100,000）含有	1% 10mLバイアル	119.0
	KN3号輸液	500mL 1袋	237.00

	使用薬剤品名	規格・単位	薬価（円）
注射薬	生食注シリンジ「NP」	20mL 1筒	111.00
	セフメタゾールナトリウム静注用1g「日医工」	1g 1瓶	486.00
	注射用蒸留水	20mL 1管	62.00
	フェンタニル注射液0.1mg「テルモ」	0.005% 2mL 1管	242.00
	プロポフォール静注1%20mL「マルイシ」	200mg 20mL 1管	752.00
	ヘパリンNaロック用10単位/mLシリンジ「オーツカ」10mL	100単位 10mL 1筒	126.00
	ラクテック注	500mL 1袋	231.00
	レミフェンタニル静注2mg「第一三共」	2mg 1瓶	935.00

品　名	単位	価格（円）
039膀胱留置用ディスポーザブルカテーテル　(3)2管一般（Ⅲ）①標準型	1個	1,650.00
073髄内釘　(1)髄内釘②大腿骨頸部型　（略）髄内釘・F4-c	1個	151,000.00
073髄内釘　(2)横止めスクリュー②大腿骨頸部型　（略）髄内釘・F4-h-2	1個	34,000.00
073髄内釘　(2)横止めスクリュー①標準型　（略）髄内釘・F4-h-1	1個	13,800.00
液化酸素・可搬式液化酸素容器（LGC）	1L	0.32

◆◆◆カルテ読解

施設の概要等
　一般病棟285床の病院の症例。

保険
　後期高齢者医療制度の本人。患者負担割合は所得により1割ないし2割負担。

傷病名
　大腿骨転子部骨折➡大腿骨中枢端に生じる骨折。転倒し大転子部を打って発生することが多い。

ADL➡Activities of Daily Livingの略。日常生活動作。

VTE➡Venous thromboembolismの略。静脈血栓塞栓症。

◆◆◆点数算定

> 算定のポイント：以下の点に留意して算定する。
> ① 緊急整復固定加算の算定要件
> ② 超音波骨折治療法の算定要件

初診料 ［9日］

初診料➡時間内初診。A000初診料291点。「注15」医療情報取得加算1 3点，「注16」医療DX推進体制加算8点。

医学管理 ［9日］

塞栓予防に弾性ストッキング装着➡B001-6肺血栓塞栓症予防管理料305点。

薬剤師により薬剤管理指導施行➡B008薬剤管理指導料「2」1の患者以外の患者の場合325点。

注射 ［9～11日］

［9日］点滴注射➡ラクテック注500mL 1袋（231円）＋大塚生食注100mL 1瓶（147円）＋ヘパリンNaロック用10単位/mLシリンジ「オーツカ」10mL 1筒（126円）＝504円。薬剤料50点。

［10日］点滴注射➡薬剤料は1日量を合算して算定する。点滴➡セフメタゾールナトリウム静注用1g「日医工」2瓶（486円×2）＋大塚生食注2ポート100mL 2キット（212円×2）＋KN3号輸液500mL 1袋（237円）＋ラクテック注 2袋（231円×2）＋アセリオ静注用1000mgバッグ 1000mg100mL 1袋（304円）＋大塚生食注100mL 1瓶（147円）＝2,546円。薬剤料255点。

［11日］点滴注射➡KN3号輸液500mL 2袋（237円×2）＋セフメタゾールナトリウム静注用1g「日医工」2瓶（486円×2）＋大塚生食注2ポート100mL 2キット（212円×2）＝1,870円。薬剤料187点。

注射手技料➡10日は手術当日であり，手術の「通則1」により点滴注射の手技料は算定できない。5，7日のみ算定。G004点滴注射「2」102点。102点×2＝204点。

処置 ［9，11，12日］

［9日］留置カテーテル設置➡J063留置カテーテル設置40点。薬剤➡キシロカインゼリー2％5mL（6

円30×5）＝31.5円。薬剤料3点。留置カテーテル設置時に使用する注射用蒸留水は所定点数に含まれ算定できない。特定保険医療材料➡膀胱留置カテ2管一般（Ⅲ）-1（1本）（1,650円），165点。

> 膀胱留置ディスポーザブルカテーテルは24時間以上体内留置した場合に算定できる。本例では5日に設置し7日に抜去しているので算定要件を満たす。

［11，12日］創傷処置（100cm²未満）➡J000創傷処置「1」100cm²未満52点。52点×2＝104点。

手術 ［10，11日］

［10日］骨折観血的手術（大腿），緊急整復固定加算➡K046骨折観血的手術「1」大腿21,630点。また，本例の場合，75歳以上であること，大腿骨骨折の発生から48時間以内に骨折部位の整復固定を行っていること，また経過欄の11日の記載で一連の入院期間に二次性骨折予防継続管理料1を算定することが予見できることから，K046「注」の緊急整復固定加算4,000点の算定条件を満たす。K046骨折観血的手術「1」大腿（21,630点）＋K046「注」緊急整復固定加算（4,000点）＝25,630点。レセプトには骨折した日時と手術開始日時を記載する。

［10日］薬剤➡生食注シリンジ「NP」20mL 1筒（111円）＋大塚生食注500mL 1瓶（236円）＝347円。薬剤料35点。

［10日］特定保険医療材料➡髄内釘（大腿骨頸部型）1個（151,000円）＋髄内釘（横止めスクリュー・大腿骨頸部型）1個（34,000円）＋髄内釘（横止めスクリュー・標準型）2個（13,800円×2）＝212,600円。21,260点。

［11日］超音波骨折治療法➡この治療法は，四肢の観血的手術を実施した後に，骨折治療期間を短縮する目的で，当該骨折から3週間以内に超音波骨折治療法を開始した場合が該当する。本例は要件を満たしているのでK047-3超音波骨折治療法4,620点を算定する。

麻酔 ［10日］

閉鎖循環式全身麻酔5「ロ」，1時間20分，神経ブ

診療報酬明細書
（医科入院）

令和　6　年　12　月分

都道府県番号	医療機関コード	1 医科	①社･国　2 公費	3 後期	①単独　2 2併　3 3併	1 本入　3 六入　⑤家入	7 高入一　9 高入7

保険者番号	3	9	×	×	×	×	×	×	給付割合 10 9 8 7（ ）
被保険者証・被保険者手帳等の記号・番号	××××××××								

公費負担者番号①	公費負担医療の受給者番号①
公費負担者番号②	公費負担医療の受給者番号②

区分	精神　結核　療養	特記事項
氏名	村山　隆志	
	①男　2女　1明　2大　③昭　4平　5令　4．2．2　生	
職務上の事由	1　職務上　2　下船後３月以内　3　通勤災害	

保険医療機関の所在地及び名称

傷病名	診療開始日	転帰	診療実日数
（1）左大腿骨転子部骨折	（1）令和６年12月９日	治ゆ　死亡　中止	保険 4日
（2）高血圧症	（2）令和６年12月９日		公費① 日
			公費② 日

区分	項目		回数等	点数	公費分点数
⑪初診	時間外・休日　深夜		回	302点	
⑬医学管理				630	
⑭在宅					
⑳投薬	㉑内服		単位		
	㉒屯服		単位		
	㉓外用		単位		
	㉕調剤		日		
	㉖麻毒		日		
	㉗調基				
㉚注射	㉛皮下筋肉内		回		
	㉜静脈内		回		
	㉝その他	5	回	696	
㊵処置		3	回	144	
	薬剤			168	
(50)手術麻酔		5	回	37,353	
	薬剤			21,991	
(60)検査病理		14	回	1,898	
	薬剤				
(70)画像診断		5	回	2,325	
	薬剤				
(80)その他		10	回	590	
	薬剤				

(90)入院				
入院年月日	令和　6　年　12　月　9　日			
病診	(90)入院基本料・加算			点
急一般4	4,973	×	1日間	4,973
臨修	3,201	×	3日間	9,603
録管1		×	日間	
医1の40		×	日間	
急50		×	日間	
環境				
安全2				
安全地連2				
感向1				
患サポ	(92)特定入院料・その他			
後使3				
デ提2				

区分	内容	点数
⑪	＊医情1	3×1
	＊医DX	8×1
⑬	＊肺予	305×1
	＊薬管2（５日）	325×1
㉝	＊点滴注射「２」	102×2
	＊ラクテック注500mL　1袋，大塚生食注100mL　1瓶	
	ヘパリンNaロック用10単位/mL	
	シリンジ「オーツカ」10mL　1筒	50×1
	＊セフメタゾールナトリウム静注用１g「日医工」２瓶	
	大塚生食注２ポート100mL　2キット	
	KN3号輸液500mL　1袋	
	ラクテック注500mL　2袋	
	アセリオ静注用1000mgバッグ1,000mg 100mL　1袋	
	大塚生食注100mL　1瓶	255×1
	＊KN3号輸液500mL　2袋	
	セフメタゾールナトリウム静注用１g「日医工」２瓶	
	大塚生食注２ポート100mL　2キット	187×1
㊵	＊留置カテーテル設置	40×1
	＊キシロカインゼリー２％５mL	3×1
	＊膀胱留置カテ２管一般（Ⅲ）-1（１本）(1,650円)	165×1
	＊創傷処置（100cm²未満）	52×2
(50)	＊骨折観血的手術「１」大腿，	
	緊急整復固定加算　10日	25,630×1
	※骨折日時：12月８日20時，	
	手術開始日時：12月10日12時57分	
	＊手術時使用薬剤；生食注シリンジ「NP」20mL　1筒，	
	大塚生食注500mL　1瓶	35×1
	＊髄内釘・F4-c（１個）(151,000円)	
	髄内釘・F4-h-2（１個）(34,000円)	
	髄内釘・F4-h-1（２個）(13,800円×２)	21,260×1
	＊超音波骨折治療法　7日	4,620×1
	＊閉鎖循環式全身麻酔「５」「ロ」（１時間20分）	
	神経ブロック併施加算（イ以外の場合）　6日	6,045×1
	＊液化酸素LGC200L（0.32円×200L×1.3）	8×1
	＊スープレン吸入麻酔液80mL，	
	プロポフォール静注１％ 20mL「マルイシ」200mg 20mL 1A	
	フェンタニル注射0.1mg「テルモ」0.005％２mL 1A	
	レミフェンタニル静注用２mg「第一三共」２mg ２瓶	
	アナペイン注7.5mg/mL 0.75％ 10mL 1A	
	キシロカイン注射液「１％」エピレナミン	
	（1：100,000）含有40mLバイアル	696×1
	＊麻管Ⅰ	1,050×1
(60)	＊B-末梢血液一般，末梢血液像（自動機械法）	36×2
	＊B-LD，AST，ALT，ALP，γ-GT，CK，UA，BUN	

※高額療養費　円				※公費負担点数　点
				※公費負担点数　点
(97)食事・生活	基準	670 円 × 6 回		基準(生)　円×　回
	特別	円 × 回		特別(生)　円×　回
	食堂	50 円 × 2 日		減・免・猶・Ⅰ・Ⅱ・３月超
	環境	円 × 日		

療養の給付	請求	※決定	負担金額
保険	80,673 点	点	円
公費①	点	※　点	円
公費②	点	※　点	円

食事・生活療養	回	請求	※決定	（標準負担額）
保険	6	4,120 円	円	2,940 円
公費①	回	円	※　円	円
公費②	回	円	※　円	円

クレアチン，カルシウム，BIL/直，BIL/総，TP，Alb
HDL-コレステロール，LDL-コレステロール，
Tcho（入院初回加算）　　　　　　　　　123×1
＊B-CRP　　　　　　　　　　　　　　　16×2
＊B-PT，APTT，Dダイマー　　　　　　　174×1
＊B-HbA1c　　　　　　　　　　　　　　49×1
＊B-BNP　　　　　　　　　　　　　　130×1
＊血液ガス分析，B-A（動脈採血）　　　　191×1
＊B-HBs抗原，HCV抗体定性・定量　　　190×1
＊B-梅毒血清反応（STS）定性，
　梅毒トレポネーマ抗体定性　　　　　　　47×1
＊ECG12　　　　　　　　　　　　　　130×1
＊B-カリウム，ナトリウム及びクロール，UA，BUN，
　クレアチン，Alb，AST，ALT，BIL/総，ALP　103×1
＊判血 判生Ⅰ 判生Ⅱ 判免 検管Ⅱ　　　657×1
⑦ ＊胸部CT撮影（64列以上のマルチスライス型・その他）
　 電画　　　　　　　　　　　　　　　1,120×1
　 ＊コンピューター断層診断　　　　　　450×1
　 ＊胸部X-P（1方向）（デジタル）電画　210×1
　 ＊両股関節X-P（1方向）（デジタル）電画　210×1
　 ＊両膝関節X-P（4方向）（デジタル）電画　335×1
⑧ ＊運動器リハビリテーション（Ⅰ）（PTによる）（1単位），
　 早リ加（1単位）［初期］（1単位）　　255×2
　 疾患名：左大腿骨転子部骨折
　 手術日：令和6年12月6日
　 実施日数：2日
⑧ ＊看処10　　　　　　　　　　　　　　10×4
　 ＊人ベア10　　　　　　　　　　　　　10×4
⑨ ＊急一般4（14日以内），臨修（基幹型），救医1「ケ」
　 録管1，医1の40，急50，環境，安全2，安全地連2，
　 感同1，患サポ，後使3，デ提2，3級地　4,973×1
　 ＊急一般4（14日以内），救医1「ケ」，急50，
　 環境，3級地　　　　　　　　　　　　3,201×3

ロック併施加算（イ以外の場合）➡L008マスク又
は気管内挿管による閉鎖循環式全身麻酔「5」その
他の場合「ロ」イ以外の場合（6,000点）＋「注9」
神経ブロック併施加算（イ以外の場合）（45点）＝
6,045点。
酸素代：液化酸素LGC（0.32円）200L➡0.32円×
200L×1.3（補正率）＝83円20。8点。
薬剤：スープレン吸入麻酔液80mL（38円70×80）
＋プロポフォール静注1％20mL「マルイシ」
200mg20mL 1A（752円）＋フェンタニル注射液
0.1mg「テルモ」0.005％2mL 1A（242円）＋レ
ミフェンタニル静注用2mg「第一三共」2瓶（935
円×2）＋アナペイン注7.5mg/mL 0.75％10mL
1A（520円）＋キシロカイン注射液「1％」エピ
レナミン（1：100,000）含有40mLバイアル（119
円×4）＝6,956円。薬剤料696点。
　経過欄9日の「麻酔科医より全身麻酔＋伝達麻酔
についての説明を行い同意書交付」の記載，および
経過欄11日の「麻酔科医診察」の記載から，L009
麻酔管理料（Ⅰ）「2」1,050点を算定。

検査 ［9，11日］
末梢血液一般，末梢血液像（自動機械法）➡D005
血液形態・機能検査「5」末梢血液一般検査（21
点）＋「3」末梢血液像（自動機械法）（15点）＝
36点。36点×2＝72点。血液学的検査。

　［9日］生化学：（LD～Tcho）➡D007血液化学検
査。HDL-コレステロール，LDL-コレステロール，
Tchoを併せて測定した場合は主たるもの2つの点
数を算定する。10項目以上だからD007「注」ハ
（103点）を算定。入院時初回加算（20点）を加算し
て123点。生化学的検査（Ⅰ）。

CRP➡D015血漿蛋白免疫学的検査「1」C反応性
蛋白（CRP）16点。16点×2＝32点。免疫学的検査。

　［9日］PT，APTT，Dダイマー➡D006出血・凝固
検査「2」プロトロンビン時間（PT）（18点）
＋「7」活性化部分トロンボプラスチン時間
（APTT）（29点）＋「15」Dダイマー（127点）＝174
点。血液学的検査。

　［9日］HbA1c➡D005血液形態・機能検査「9」
49点。血液学的検査。

算定の際，「糖尿病の疑い」等のコメントを付すと
よい。

　［9日］BNP➡D008内分泌学的検査「18」脳性Na
利尿ペプチド（BNP）130点。生化学的検査（Ⅱ）。

　［9日］血液ガス分析（動脈血採取）➡D007血液
化学検査「36」血液ガス分析（131点）＋D419その
他の検体採取「3」動脈血採取（60点）＝191点。
生化学的検査（Ⅰ）。

　［9日］HBs抗原，HVC抗体定性・定量➡D013肝
炎ウイルス関連検査「3」HBs抗原（88点）＋「5」
HCV抗体定性・定量（102点）＝190点。免疫学的検
査。

　［9日］梅毒血清反応（STS）定性，梅毒トレポネ
ーマ抗体定性➡D012感染症免疫学的検査「1」梅
毒血清反応（STS）定性（15点）＋「4」梅毒トレ
ポネーマ抗体定性（32点）＝47点。免疫学的検査。

　［9日］経皮的動脈血酸素飽和度➡D223経皮的動
脈血酸素飽和度測定。本例では算定要件が満たされ
ていない。

　［9日］ECG12➡D208心電図検査「1」130点。

　［11日］生化学：（カリウム～ALP）➡D007血液化
学検査。ナトリウム及びクロールは併せて1項目と
して算定。10項目以上だからD007「注」「ハ」103

点を算定。

検体検査判断料➡D026検体検査判断料「3」血液学的検査判断料（125点）＋「4」生化学的検査（Ⅰ）判断料（144点）＋「6」免疫学的検査判断料（144点）＋「5」生化学的検査（Ⅱ）判断料（144点）＋届出よりD026「注4」「ロ」検体検査管理加算（Ⅱ）（100点）＝**657点**。

画像診断 ［9日］

胸部CT撮影（64列以上のマルチスライス型・その他），電子画像管理➡E200コンピューター断層診断「1」CT撮影「イ」64列以上のマルチスライス型の機器による場合(2)その他の場合（1,000点）＋コンピューター断層撮影診断「通則3」電子画像管理加算（120点）＝**1,120点**。E203コンピューター断層診断450点を併せて算定する。

胸部X-P 1方向（デジタル，電子画像管理）➡E001写真診断「1」単純撮影「イ」（85点）＋E002撮影「1」単純撮影「ロ」デジタル撮影（68点）＋エックス線診断料「通則4」電子画像管理加算「イ」単純撮影の場合（57点）＝**210点**。

両股関節X-P 1方向（デジタル，電子画像管理）➡同上で**210点**。

左膝関節X-P 2方向（デジタル，電子画像管理），右膝関節X-P 2方向（デジタル，電子画像管理）➡対称部位の撮影については「対称部位の健側を患側の対照として撮影する場合における撮影料，診断料については，同一部位の同時撮影を行った場合と同じ扱いとする（令4保医発0304-1）。本例は左大腿骨骨折に関連し患側である左膝関節と健側である右膝関節の撮影であり，上記の解釈に該当する。したがって，E001写真診断「1」単純撮影「ロ」（43点＋43点×0.5×3＝107.5→108点）＋E002撮影「1」単純撮影「ロ」デジタル撮影（68点＋68点×0.5×3＝170点）＋エックス線診断料「通則4」電子画像管理加算「イ」単純撮影の場合（57点）＝**335点**。

リハビリテーション ［11，12日］

運動器リハビリテーション料（Ⅰ）（1単位），早期リハビリテーション加算（運動器）（1単位）➡理学療法士により運動器リハを実施。H002運動器リハビリテーション料（Ⅰ）「イ」（1単位）（185点）＋「注2」早期リハビリテーション加算（25点）＋

「注3」初期加算（45点）＝255点。255点×2＝**510点**。レセプトに疾患名，手術日，実施日数を記載する。

その他 ［9～12日］

O100看護職員処遇改善評価料10（10点×4）＋O102入院ベースアップ評価料10（10点×4）＝**80点**。

入院料 ［9～12日］

入院から4日間の記載であり，その範囲で算定する。

届出等の状況から該当する点数を取り出して算定する。

［9日］A100一般病棟入院基本料「1」「ニ」急性期一般入院料4（1,462点）＋「注3」「イ」入院初期加算（14日以内）（450点）＋A204-2臨床研修病院入院診療加算「1」基幹型（40点）＋A205「1」救急医療管理加算1（1,050点）＋A207「1」診療録管理体制加算1（140点）＋A207-2「1」医師事務作業補助体制加算1「ホ」40対1補助体制加算（530点）＋A207-3「3」50対1急性期看護補助体制加算（200点）＋A219療養環境加算（25点）＋A234「2」医療安全対策加算2（30点）＋A234「注2」医療安全対策地域連携加算2（20点）＋A234-2「1」感染対策向上加算1（710点）＋A234-3患者サポート体制充実加算（70点）＋A243「3」後発医薬品使用体制加算3（77点）＋A245「2」データ提出加算2「イ」（155点）＋A218地域加算「3」3級地（14点）＝**4,973点**。

［10～12日］A100一般病棟入院基本料「1」「ニ」急性期一般入院料4＋「注3」「イ」入院初期加算（14日以内）＋A205「1」救急医療管理加算1＋A207-3「3」50対1急性期看護補助体制加算＋A219療養環境加算（25点）＋A218地域加算「3」3級地＝3,201点。3,201点×3＝**9,603点**。

入院時食事療養費 ［9～12日］

入院時食事療養（Ⅰ）の条件により1食につき640円。本例では，11日（朝，昼，夕の3食）＋12日（朝，昼，夕の3食）＝6食が提供されている。

入院時食事療養（Ⅰ）（670円×6）＋食堂加算（2日間）（50円×2）＝4,120円。標準負担額は1食490円。490円×6＝2,940円。

【施設の概要等】一般病院（呼内，循内，消内，神内，心内，整，脳外，呼外，消外，皮，放，麻），一般病棟250床
【届出等の状況】急一般1，録管2，医2の25，急25上，看職12夜1，安全1，デ提2，特集3，検管Ⅱ，病管1，画像診断管理加算2，麻管Ⅰ，入院時食事療養（Ⅰ），食堂加算，CT（64列以上マルチスライス型・その他），入ベア10，看処遇10
【職員の状況】医師，薬剤師および看護職員（看護師および准看護師）数は医療法を満たしている。　※手術前（後）医学管理料は特集3の届出により算定しない。
【診療時間】月曜日～金曜日　8時30分～17時30分／土曜，日曜，祝祭日は休診
【所在地】香川県坂出市（地域加算7級地）

診療録	保険者番号		0 6 1 3 × × × ×		氏名		久間晃		公費負担者番号								
	被保険者証・被保険者手帳	記号番号	＊＊＊＊・＊＊		受診者	生年月日	大昭平 39年 1月 25日 生	男・女	公費負担医療の受給者番号								
		有効期限	令和 年 月 日						公費負担者番号								
	資格取得	昭和平成令和	年 月 日			住所	電話 局 番		公費負担医療の受給者番号								
	被保険者氏名		久間晃						保険者	所在地	電話 局 番						
	事業所（船舶所有者）	所在地	電話 局 番			職業		被保険者との続柄 本人		名称							
		名称															

	傷病名	職務	開始	終了	転帰	期間満了予定日
（1）	胆石性膵炎（主），胆のう結石症，肝機能障害	上外	R6年 10月 8日	年 月 日	治ゆ 死亡 中止	年 月 日
（2）	高コレステロール血症，萎縮性胃炎	上外	R6年 12月 21日	年 月 日	治ゆ 死亡 中止	年 月 日
（3）	ヘリコバクター・ピロリ感染症の疑い	上外	R6年 12月 21日	年 月 日	治ゆ 死亡 中止	年 月 日

既往症・原因・主要症状・経過等	処方・手術・処置等

既往症・原因・主要症状・経過等

令和6年10月7日の朝から臍を中心に違和感と腹痛があり，19時頃に勤務先近くの救急病院を受診。血液検査にて胆道系酵素の上昇から胆石症と診断。帰宅ののち，夜中に再び腹痛が起こり，翌8日に自宅近くの当院消化器外科を受診。検査の結果，胆石と腸間膜の肥厚が認められ，急性膵炎の診断にて緊急入院となった。抗生剤や蛋白分解酵素阻害剤（ナファモスタットメシル酸塩注射）等を使用した保存的治療で症状や検査結果が落ち着いたため，10月15日に退院となった。11月4日に外来受診したが，特に問題はなかったので12月末に胆嚢摘出の手術を行うことになった。

R6.12.25（水）
BP 138/100　BT 36.4℃
午前10時に手術目的で入院したが，呼吸苦や胃痛および胸痛（心窩部痛）があり，血液検査，心エコー，胃ファイバー，造影CT等の各種検査を施行。昼食から食事開始。採血検査の結果から肝機能が悪化しており，S-Amyも高値を示していたため，強ミノ等の点滴を施行。夕方には採血検査データは改善傾向となり，予定どおり，明日に手術を行うことにする。
麻酔科術前回診：特に問題なし

（X-P及びCTについて，読影結果を担当医に報告）

R6.12.26（木）
9時40分より腹腔鏡下胆嚢摘出術を「全身麻酔＋腹直筋ブロック」にて開始し，超音波凝固切開装置（ハーモック）を使用（麻酔前後の診療一般を実施。手術時間は1時間25分，麻酔時間は2時間40分）。手術は問題なく終了し，術後はICUに入室。なお，患者の状態を考慮して，肺血栓塞栓症の予防を目的に弾性ストッキングを装着。朝から食止め。
【病理組織診断】
材料：Gallbladder（胆のう），採取法：resection（切除），
診断名：Cholecystitis（胆のう炎）
悪性所見はなし

処方・手術・処置等

R6.12.25
○RP）ロキソプロフェンナトリウム錠60mg「CH」3錠，レバミピド100mg錠3錠×5TD
○点滴）ヴィーンD輸液500mL 1袋，生理食塩液250mL 1瓶，強力ネオミノファーゲンシーP静注20mL 2管，ナファモスタットメシル酸塩10mg注射用 1瓶，プラスチックカニューレ型静脈内留置針（針刺し事故防止機構付加型）1本
○検査）末梢血液一般，末梢血液像（自動機械法），HbA1c
生化学（AST，ALT，LD，ALP，CK，γ-GT，ChE，TP，Alb（BCP改良法・BCG法），BIL/総，TG，HDL-コレステロール，LDL-コレステロール，BUN，クレアチニン，UA，Na・Cl，K，Ca，グルコース，Amy）（入院初回）
APTT，PT，出血時間
CRP
血液ガス分析，B-A
ECG12
経皮的動脈血酸素飽和度測定
超音波（心臓）（経胸壁心エコー法）
EF-胃・十二指腸
　ガスコンドロップ内用液2% 5mL，キシロカインゼリー2% 5mL，キシロカインビスカス2% 10mL，プロナーゼMS 20,000単位1包
迅速ウレアーゼ試験定性
内視鏡下生検法（1臓器）T-M（組織切片）
○画像）胸部単純X-P（デジタル）（1方向）（電子媒体画像保存）
腹部単純X-P（デジタル）（2方向）（電子媒体画像保存）
CT撮影（64列以上マルチスライス型）（電子媒体画像保存），造影剤使用（胸部，腹部，骨盤部）
　イオパミロン注300シリンジ61.24% 100mL

R6.12.26
○手術）腹腔鏡下胆嚢摘出術
超音波凝固切開装置，膀胱留置ディスポーザブルカテーテル〔2管一般（Ⅱ）①〕（561円／本）
○麻酔）閉鎖循環式全身麻酔（「4」85分，「5」75分，神経ブロック併施）
エフェドリン塩酸塩注射液 4% 1mL 1管，ブリディオン静注200mg 2mL 1瓶，エスラックス静注50mg/5.0mL 5mL 2瓶，ビカネイト輸液500mL 2袋，生理食塩液50mL 1瓶，生理食塩液100mL 1瓶，生理食塩液500mL 2袋，セファゾリンNa注射用1g「NP」1瓶，アナペイン注10mg/mL 1% 10mL 1管，キシロカイン注ポリアンプ1% 10mL 1管，キシロカイン液「4%」2mL，キシロ

カインポンプスプレー8％ 5g，プロポフォール静注1％ 20mL「マルイシ」200mg 20mL 1管，フェンタニル注射液0.1mg「第一三共」0.005％ 2mL 4管，セボフレン吸入麻酔液80.7mL，液体酸素（CE）(0.19円/L) 469L

○**点滴**）ソリタ-T3号輸液500mL 2袋，ヴィーンD輸液500mL 2袋，生理食塩液注250mL 1瓶，生食溶解液キットH100mL 1キット，ナファモスタットメシル酸塩10mg注射用1瓶，セファゾリンNa注射用1g「NP」1瓶

○**処置**）酸素吸入：液体酸素（CE）(0.19円/L) 2,025L

○**画像**）胸部単純X-P（デジタル）（1方向）（電子媒体画像保存）

腹部単純X-P（デジタル）（1方向）（電子媒体画像保存）

R6.12.27（金）
午前9時45分にICUから一般病棟へ転床。昼食から食事（常食菜B：1900Kcal）を再開する。抗生剤の処方あり。手術後の呼吸苦も残っているため，酸素吸入および点滴は継続する。採血あり。
CTRX（セフトリアキソン；第3世代セフェム系抗菌薬）の点滴を開始する。さらに去痰剤の投薬あり。
麻酔後回診：麻酔合併症等，特になし。

R6.12.27
○**RP**）フロモックス錠100mg 3錠×2TD
○**点滴**）ヴィーンD輸液500mL 1袋，強力ネオミノファーゲンシーP静注20mL 2管
○**処置**）酸素吸入：液体酸素（CE）(0.19円/L) 1,830L
○**検査**）末梢血液一般，末梢血液像（自動機械法）
　CRP，CK-MB（蛋白量測定），APTT，PT
　経皮的動脈血酸素飽和度測定
　生化学（AST，ALT，LD，γ-GT，CK，Amy，TP，Alb（BCP改良法・BCG法），BIL/総，BUN，クレアチニン，Na・Cl，K，Ca）

R6.12.28（土）
経過観察中。お腹に力が入りづらいと訴えている。

R6.12.29（日）
経過観察中。術創部はきれいになってきている。

R6.12.28と29（省略）

R6.12.30（月）
退院時処方あり。昼食後に退院。次回は，令和5年1月下旬に外来受診予定。

R6.12.30
○**RP**）ロキソプロフェンナトリウム錠60mg「CH」1錠，レバミピド錠100mg 1錠×10回分（屯服）

	使用薬剤品名	規格・単位	薬価（円）
内服薬	ガスコンドロップ内用液2％	2％ 1mL	3.40
	キシロカインビスカス2％	2％ 1mL	5.30
	ブロナーゼMS	20,000単位	123.30
	フロモックス錠100mg	100mg 1錠	41.10
	レバミピド100mg錠	100mg 1錠	10.10
	ロキソプロフェンナトリウム錠60mg「CH」	60mg 1錠	9.80
外用薬	キシロカインゼリー2％	2％ 1mL	6.30
	キシロカイン液「4％」	4％ 1mL	17.00
	キシロカインポンプスプレー8％	1g	27.70
	セボフレン吸入麻酔液	1mL	27.20
注射薬	アナペイン注10mg/mL	1％ 10mL 1管	509.00
	イオパミロン注300シリンジ	61.24％ 100mL 1筒	4,075.00
	ヴィーンD輸液	500mg 1袋	222.00
	エスラックス静注50mg/5.0mL	50mg 5mL 1瓶	513.00
	エフェドリン塩酸塩注射液	4％ 1mL 1管	94.00

	使用薬剤品名	規格・単位	薬価（円）
注射薬	キシロカイン注ポリアンプ1％	1％ 10mL 1管	79.00
	強力ネオミノファーゲンシーP静注20mL	20mL 1管	122.00
	生食溶解液キットH	100mL 1キット	212.00
	生理食塩液	50mL 1瓶	141.00
	生理食塩液	100mL 1瓶	145.00
	生理食塩液	250mL 1瓶	246.00
	生理食塩液	500mL 1袋	193.00
	セファゾリンNa注射用1g「NP」	1g 1瓶	346.00
	ソリタ-T3号輸液	500mL 1袋	176.00
	ナファモスタットメシル酸塩10mg注射用	10mg 1瓶	187.00
	ビカネイト輸液	500mL 1袋	288.00
	フェンタニル注射液0.1mg「第一三共」	0.005％ 2mL 1管	253.00
	ブリディオン静注200mg	200mg 2mL 1瓶	9,000.00
	プロポフォール静注1％ 20mL「マルイシ」	200mg 20mL 1管	752.00

◆◆◆カルテ読解

施設の概要等

一般病棟250床の病院の症例。

保険

健康保険組合の被保険者。負担割合は3割。

傷病名

胆石性膵炎➡急性膵炎とは，何らかのしくみによって膵酵素が膵内で活性化され膵組織が自己消化される病態をいう。胆石，飲酒，膵外傷，薬物などが成因となるが，我が国では胆石性膵炎とアルコール性膵炎がそれぞれ約3分の1を占める。原因不明の場合が多い。10～15％は重症化し生命にかかわる。

高コレステロール血症➡血中の脂質のうちで，特にコレステロールが220mg/dL以上の場合を高コレステロール血症という。家族性（あるいは遺伝性）の場合と続発性の場合がある。総コレステロールの基準値は130～219mg/dL。

左欄 [25日]（経過等）

S・Amyも高値➡serum・amylase. 血清のアミラ

ーゼ。血清のアミラーゼの基準値は，60〜190IU/L。

左欄 [26日]（経過等）

腹腔鏡下胆嚢摘出術➡K672-2腹腔鏡下胆嚢摘出術は，腹腔鏡による画像を見ながら腹壁を貫通させたトロッカーを通して鉗子類を腹腔内に挿入して手術操作をする手技のことである。腹腔鏡下手術なので超音波凝固装置を使用した場合，K931超音波凝固切開装置加算を算定することができる。

肺血栓塞栓症➡肺動脈血栓塞栓症，肺塞栓症とも呼ばれる。肺動脈が塞栓子により閉鎖された状態で，塞栓子としては主に血栓である。血栓塞栓は下肢の深部静脈血栓症に起因するものや，骨盤内の腸骨静脈に生じた血栓が遊離して生じることがほとんどである。手術後症例などにも発症しやすい。予防法として弾性ストッキングの着用，間歇的空気圧迫法などがある。

左欄 [27，28日]（経過等）

CTRX➡ceftrixone。セフトリアキソン。第3世代セフェム系抗菌薬。

ICU➡intensive care unit。集中治療室。術後患者や重症患者の監視，治療を集中的に行う設備をもった部屋。

◆◆◆点数算定

> **算定のポイント**：この症例は以下の点に留意して算定する。
> ①ヘリコバクター・ピロリ菌感染症の検査（今回の症例では，迅速ウレアーゼ試験）や診断および治療の取扱いの詳細については，実施上の留意事項等に注意する。
> ②複数の区分に分類される麻酔料の算定に注意する。
> ③同一疾病による入院期間の算定に注意する。

初診料

前回の入院で，算定済み。

医学管理 [26日]

弾性ストッキング装着➡B001-6肺血栓塞栓症予防管理料305点。

投薬 [25，27，30日]

[25日] **内服**➡ロキソプロフェンナトリウム錠60mg「CH」3錠（9円80×3）＋レバミピド100mg錠3錠（10円10×3）＝59円70。1剤1日分6点。薬剤料6点×5＝30点。

[27日] **内服**➡フロモックス錠100mg 3錠（41円10×3）＝123円30。1剤1日分12点。薬剤料12点×2＝24点。

[30日] **退院時処方（屯服）**➡ロキソプロフェンナトリウム錠60mg「CH」1錠（9円80）＋レバミピド100mg錠1錠（10円10）＝19円90。1剤1回分2点。薬剤料2点×10＝20点。

F000調剤料➡25〜30日までの6日間。7点×6＝42点。

F500調剤技術基本料➡入院中は42点。

注射 [25〜27日]

[25日] **点滴注射**➡ヴィーンD輸液500mL 1袋（222円）＋生理食塩液250mL 1瓶（246円）＋強力ネオミノファーゲンシーP静注20mL 2管（122円×2）＋ナファモスタットメシル酸塩10mg注射用1瓶（187円）＝899円。薬剤料90点。

保険医療材料➡プラスチックカニューレ型静脈内留置針(2)針刺し事故防止機構付加型1本は，点滴の手技料に含まれ別に算定できない。

[26日] **点滴注射**➡ソリタ-T 3号輸液500mL 2袋（176円×2）＋ヴィーンD輸液500mL 2袋（222円×2）＋生理食塩液250mL 1瓶（246円）＋生食溶解液キットH100mL 1キット（212円）＋ナファモスタットメシル酸塩10mg注射用1瓶（187円）＋セファゾリンNa注射用1g「NP」1瓶（346円）＝1,787円。薬剤料179点。

[27日] **点滴注射**➡ヴィーンD輸液500mL 1袋（222円）＋強力ネオミノファーゲンシーP静注20mL 2管（122円×2）＝466円。薬剤料47点。

注射手技料➡25，27日はG004点滴注射「2」102点を算定。102点×2＝204点。

> 26日は手術当日なので，手術「通則1」により算定できない。又，「特集3」の算定日において，点滴注射の手技料は算定できないが薬剤は算定できる。

> 実務において，E200 CT撮影 注3「造影剤使用加算」を算定した当日の点滴注射（1日につき）の手技料が査定されるケースが見受けられますが，本症例では，造影剤使用と点滴注射は目的が異なること，かつ時間をおいて実施されている点から，点滴注射の手技料を算定しています。

処置 ［26，27日］

[26日] 酸素吸入：液体酸素（CE）2,025L➡手術当日なので，手術「通則1」により手技料は算定できない。酸素代➡0.19円×2,025L×1.3（補正率）＝500円18（四捨五入）→500円→50点。

[27日] 酸素吸入：液体酸素（CE）1,830L➡J024酸素吸入65点を算定。酸素代➡0.19円×1,830L×1.3（補正率）＝452円01（四捨五入）→452円→45点。

手術 ［26日］

腹腔鏡下胆嚢摘出術，超音波凝固切開装置➡K672-2腹腔鏡下胆嚢摘出術（21,500点）＋K931超音波凝固切開装置等加算（3,000点）＝24,500点。**特定保険医療材料**➡膀胱留置ディスポーザブルカテーテル2管一般（Ⅱ）①標準型＝561円→56点。

本症例では，膀胱留置用カテーテルは，24時間体内留置とみなし算定する。

麻酔 ［26日］

閉鎖循環式全身麻酔（神経ブロック併施）➡L008閉鎖循環式全身麻酔「4」「ロ」（6,610点）（最初の120分を充当）＋「注2」麻酔管理時間加算「ホ」（残りの40分）（600点×2）＋「注9」神経ブロック併施加算「ロ」（45点）＝7,855点。

複数の点数に分類される麻酔を一の全身麻酔のなかで施行した場合は，行われた麻酔のなかで最も高い点数を算定する。

薬剤➡エフェドリン塩酸塩注射液4％1mL1管（94円）＋ブリディオン静注200mg2mL1瓶（9,000円）＋エスラックス静注50mg/5.0mL2瓶（513円×2）＋ビカネイト輸液500mL2袋（288円×2）＋生理食塩液50mL1瓶（141円）＋生理食塩液100mL1瓶（145円）＋生理食塩液500mL2袋（193円×2）＋セファゾリンNa注射用1g「NP」1瓶（346円）＋アナペイン注10mg/mL1％10mL1管（509円）＋キシロカイン注ポリアンプ1％10mL1管（79円）＋キシロカイン液「4％」2mL（17円×2）＋キシロカインポンプスプレー8％5g（27円70×5）＋プロポフォール静注1％20mL「マルイシ」200mg20mL1管（752円）＋フェンタニル注射液0.1mg「第一三共」0.005％2mL4管（253円×4）＋セボフレン吸入麻酔液80.7mL（27円20×80.7）＝16,433円54→1,643点。

液体酸素（CE）469L➡0.19円×469L×1.3（補正率）＝115円84（四捨五入）→116円→12点。

麻酔管理料➡麻酔後の回診，届出の状況からL009麻酔管理料（Ⅰ）「2」1,050点。

検査 ［25，27日］

末梢血液一般➡D005血液形態・機能検査「5」21点。**末梢血液像（自動機械法）**➡D005「3」15点。HbA1c➡D005「9」49点。21点＋15点＋49点＝85点。25日に施行。血液学的検査。D005「5」と「3」は27日にも施行している。36点。

生化学（AST～Amy）➡D007血液化学検査「注」の該当項目。10項目以上で，入院初回。103点＋20点＝123点。25日に施行。生化学的検査（Ⅰ）。

APTT➡D006出血・凝固検査「7」29点。**PT**➡D006「2」18点。出血時間➡D006「1」15点。29点＋18点＋15点＝62点。21日に施行。血液学的検査。D006「7」と「2」は27日にも施行。47点。

CRP➡D015血漿蛋白免疫学的検査「1」16点。25，27日の2回施行。16点×2＝32点。免疫学的検査。

血液ガス分析➡D007血液化学検査「36」131点。生化学的検査（Ⅰ）。B-A➡D419その他の検体採取「3」動脈血採取60点。

CK-MB（蛋白量測定）➡D007血液化学検査「22」90点。27日に施行。生化学的検査（Ⅰ）。

生化学（AST～Ca）➡D007血液化学検査「注」の該当項目。10項目以上だから103点。27日に施行。生化学的検査（Ⅰ）。

ECG12➡D208心電図検査「1」130点。

経皮的動脈血酸素飽和度測定➡D223により算定。25，27日に施行。ただし，算定条件である酸素吸入を行っている27日のみ算定。35点。

超音波（心臓）（経胸壁心エコー法）➡D215超音波検査「3」「イ」880点。25日に施行。

EF-胃・十二指腸➡D308胃・十二指腸ファイバースコピー1,140点。25日に施行。**薬剤**➡ガスコンドロップ内用液2％5mL（3円40×5）＋キシロカインゼリー2％5mL（6円80×5）＋キシロカインビスカス2％10mL（5円30×10）＋プロナーゼMS20,000単位1包（123円30）＝227円30→23点。

迅速ウレアーゼ試験定性➡D012感染症免疫学的検査「7」60点。25日に施行。免疫学的検査。

内視鏡下生検法（1臓器）➡D414内視鏡下生検法310点。25日に施行。

N000病理標本作製に準じて，臓器又は部位を記載する。

検査判断料➡D026検体検査判断料「3」血液学的

診療報酬明細書
(医科入院)　　令和 6 年 12 月分

	都道府県番号	医療機関コード		1医科	①社・国 2公費	3 後期	①単独 2 2併 3 3併	①本入 3 六入 5 家入	7 高入一 9 高入7

保険者番号	0	6	1	3	×	×	×	×	給付割合	10 9 8 7 ( )

被保険者証・被保険者手帳等の記号・番号　　＊＊＊＊・＊＊

公費負担者番号①								公費負担医療の受給者番号①						
公費負担者番号②								公費負担医療の受給者番号②						

区分	精神 結核 療養		特記事項	保険医療機関の所在地及び名称
氏名	久間晃		30 区オ	

①男 2女　1明 2大 ③昭 4平 5令　39. 1. 25 生

職務上の事由　　1 職務上　　2 下船後3月以内　　3 通勤災害

傷病名	(1) 胆石性膵炎 (主)，胆のう結石症，肝機能障害 (2) 高コレステロール血症，萎縮性胃炎 (3) ヘリコバクター・ピロリ感染症の疑い	診療開始日	(1) 令和6年 10月 8日 (2) 令和6年 12月 21日 (3) 令和6年 12月 21日	転帰	治ゆ 死亡 中止	診療実日数	保険 6 日 公費① 日 公費② 日

⑪ 初 診	時間外・休日 深夜	回	点	公費分点数
⑬ 医学管理			305	
⑭ 在 宅				
⑳ 投薬	㉑ 内 服	7 単位	54	
	㉒ 屯 服	10 単位	20	
	㉓ 外 用	単位		
	㉕ 調 剤	6 日	42	
	㉖ 麻 毒	日		
	㉗ 調 基		42	
㉚ 注射	㉛ 皮下筋肉内	回		
	㉜ 静 脈 内	回		
	㉝ そ の 他	5 回	520	
㊵ 処置		3 回	160	
	薬 剤			
㊿ 手術麻酔		4 回	33,417	
	薬 剤		1,699	
㋀ 検査病理		20 回	5,337	
	薬 剤		23	
㋍ 画像診断		7 回	3,232	
	薬 剤		407	
㉠ その他		12 回	120	
	薬 剤			

入院年月日　　令和 6 年 10 月 8 日

㋾	診	⑨⓪ 入院基本料・加算	点
		2,491 × 5 日間	12,455
急一般1		× 日間	
急25上		× 日間	
看職12夜1		× 日間	
		× 日間	
		× 日間	

⑨⑨ 入院

⑨② 特定入院料・その他

9,893

＊入院時検査施行 (12/25)

⑬　＊肺予　　　　　　　　　　　　　　305×1

㉑　＊ロキソプロフェンナトリウム錠60mg「CH」3錠，
　　レバミピド100mg錠 3錠　　　　　　6×5
　　＊フロモックス錠100mg 3錠　　　　　12×2

㉒　＊ロキソプロフェンナトリウム錠60mg「CH」1錠，
　　レバミピド100mg錠 1錠　（退院時10回分投薬）　2×10

㉝　＊点滴注射「2」　　　　　　　　　　102×2
　　＊ヴィーンD輸液500mL 1袋，生理食塩液250mL 1瓶，強力ネオミノファーゲンシーP静注20mL 2管，ナファモスタットメシル酸塩10mg注射用1瓶　　　　　90×1
　　＊ソリタ-T3号輸液500mL 2袋，ヴィーンD輸液500mL 2袋，生理食塩液250mL 1瓶，生食溶解液キットH100mL 1キット，ナファモスタットメシル酸塩10mg注射用1瓶，セファゾリンNa注射用1g「NP」1瓶　　　　179×1
　　＊ヴィーンD輸液500mL 1袋，強力ネオミノファーゲンシーP静注20mL 2管　　47×1

㊵　＊酸素加算(手術日)液体酸素(CE) (0.19円×2,025L×1.3)÷10　　　　　　　　50×1
　　＊酸素吸入　　　　　　　　　　　　65×1
　　＊酸素加算液体酸素 (CE) (0.19円×1,830L×1.3) ÷10　　　45×1

㊿　＊腹腔鏡下胆嚢摘出術，超音波凝固切開装置等加算 (26日)　　　　　　　　24,500×1
　　＊膀胱留置カテ2管一般 (Ⅱ) -1 (561円/本) 1本　　56×1
　　＊閉鎖循環式全身麻酔4 (85分)，閉鎖循環式全身麻酔5 (75分) 神経ブロック併施加算ロ (26日)　7,855×1
　　＊エフェドリン塩酸塩注射液4％ 1mL 1管，ブリディオン静注200mg 2mL 1瓶，エスラックス静注50mg/5.0mL 2瓶，ビカネイト輸液500mL 2袋，生理食塩液50mL 1瓶，生理食塩液100mL 1瓶，生理食塩液500mL 2袋，セファゾリンNa

	※高額療養費		※公費負担点数 点
	基準Ⅰ 640 円 × 12回		基準(生) 円× 回
㊾食事・生活	特別 円 × 回		特別(生) 円× 回
	食堂 50 円 × 5日		
	環境 円 × 日		減・免・猶・Ⅰ・Ⅱ・3月超

療養の給付	保険	請 求 点 67,726	※決 定 点	負担金額 円	食事・生活療養	回 12	請 求 円 7,930	※決 定 円	(標準負担額) 円 2,890
	公費①	点	※ 点	円	公費①	回	円	※ 円	円
	公費②	点	※ 点	円	公費②	回	円	※ 円	円

注射用1g「NP」1瓶，アナペイン注10mg/mL 1 % 10mL 1管，キシロカイン注ポリアンプ1 % 10mL 1管，キシロカイン液「4 %」2 mL，キシロカインポンプスプレー8 % 5 g，プロポフォール静注1 % 20mL「マルイシ」200mg20mL 1管，フェンタニル注射液0.1mg「第一三共」0.005 % 2 mL 4管，セボフレン吸入麻酔液80.7mL　　　　　　　1,643×1
＊液体酸素（CE）（0.19円×469L×1.3）÷10　　12×1
＊麻管1　　　　　　　　　　　　　　　　　1,050×1

㉖ ＊B-末梢血液一般，末梢血液像（自動機械法），HbA1c　85×1
＊B-AST，ALT，LD，ALP，CK，γ-GT，ChE，TP，Alb（BCP改良法・BCG法），BIL/総，TG，HDL-コレステロール，LDL-コレステロール，BUN，クレアチニン，UA，Na・Cl，K，Ca，グルコース，Amy
（入院初回加算）　　　　　　　　　　　　123×1
＊B-APTT，PT，出血時間　　　　　　　　62×1
＊B-CRP　　　　　　　　　　　　　　　　16×2
＊血液ガス分析　　　　　　　　　　　　　131×1
＊B-A　　　　　　　　　　　　　　　　　60×1
＊ECG12　　　　　　　　　　　　　　　130×1
＊経皮的動脈血酸素飽和度測定　　　　　　35×1
＊超音波検査（心臓）（経胸壁心エコー法）　880×1
＊EF-胃・十二指腸　　　　　　　　　　1,140×1
＊ガスコンドロップ内用液2 % 5mL，
キシロカインゼリー2 % 5mL，
キシロカインビスカス2 % 10mL，
プロナーゼMS20,000単位1包　　　　　　23×1
＊迅速ウレアーゼ試験定性　　　　　　　60×1
＊内視鏡下生検法（1臓器）胆のう　　　310×1
＊病理組織標本作製「1」組織切片胆のう　860×1
＊B-末梢血液一般，末梢血液像（自動機械法）　36×1
＊B-CK-MB（蛋白量測定）　　　　　　90×1
＊B-APTT，PT　　　　　　　　　　　47×1
＊B-AST，ALT，LD，γ-GT，CK，Amy，TP，Alb（BCP改良法・BCG法），BIL/総，BUN，クレアチニン，Na・Cl，K，Ca　　　　　　　　103×1
＊判血　判生Ⅰ　判免　検管Ⅱ　　　　　513×1
＊判組診　病管1　　　　　　　　　　　640×1

㉗ ＊胸部単純X-P（デジタル撮影）1方向，電画　210×2
＊腹部単純X-P（デジタル撮影）2方向，電画　287×1
＊腹部単純X-P（デジタル撮影）1方向，電画　210×1
＊CT撮影（胸部，腹部，骨盤部）
（64列以上マルチスライス型機器）
造影剤使用加算，電画　　　　　　　　1,620×1
＊イオパミロン注300シリンジ61.24% 100mL 1筒　407×1
＊コンピューター断層診断　　　　　　　450×1
＊写画Ⅰ　コ画2　　　　　　　　　　　245×1

㉘ ＊看処10　　　　　　　　　　　　　　　10×6
＊入ベア10　　　　　　　　　　　　　　10×6

㉙ ＊第1回入院：R4.10.8～R4.10.15
今回入院：R4.12.21～R4.12.26
＊急一般1（14日以内），急25上，看職12夜1，7級地　2,491×5

㉜ ＊特集3（7日以内），7級地　　　　　9,893×1

検査判断料（125点），「4」生化学的検査（Ⅰ）判断料（144点），「6」免疫学的検査の判断料（144点），検体検査管理加算（Ⅱ）（100点）。合計513点。

組織診断料等➡N000病理組織標本作製「1」組織切片によるもの（860点）＋N006病理診断料「1」（520点）＋N006「注4」「イ」病理診断管理加算1（1）（120点）。860点＋520点＋120点＝1,500点。

画像診断 ［25，26日］

　［25，26日］胸部単純X-P➡E001写真診断「1」単純撮影「イ」（85点）＋E002撮影「1」単純撮影「ロ」デジタル撮影（68点）＋電子画像管理加算（エックス線診断料「通則4」「イ」）（57点）＝210点。210点×2＝420点。

　［25日］腹部単純X-P➡E001「1」「イ」（85点＋85点×0.5＝127.5点→128点）＋E002「1」「ロ」（68点＋68点×0.5＝102点）＋電子画像管理加算（57点）＝287点。画像診断「通則4」画像診断管理加算1（70点）を算定する（月1回）。

　［26日］腹部単純X-P➡E001「1」「イ」（85点）＋E002「1」「ロ」（68点）＋電子画像管理加算（57点）＝210点。

　［25日］CT撮影➡E200コンピューター断層撮影「1」CT撮影「イ」（2）（1,000点）＋「注3」造影剤使用加算（500点）＋電子画像管理加算（コンピューター断層撮影診断料「通則3」）（120点）＝1,620点。**薬　剤**➡イオパミロン注300シリンジ61.24% 100mL 1筒。（4,075円）407点。そのほか，E203コンピューター断層診断（450点），画像診断「通則5」画像診断管理加算2（175点）を算定する（月1回）。

　撮影部位を「摘要」欄に記載する。

その他 ［25～30日］
看護職員処遇改善評価料10（10点×6）＋入院ベースアップ評価料10（10点×6）＝120点。

入院料 ［25～30日］
本例は同一傷病にて令和6年10月8～15日に入院している。したがって，入院の起算日は10月8日である。12月25日は9日目に該当するので，25，27～30日は入院期間加算（14日以内）が算定できる。
今回は12月25日～30日の6日間だが，12月26日は術後にICUを使用している。届出項目のうち，入院初日に算定するもの及びICU入室時における包括項目を除いて算定する。

[25, 27〜30日] 届出の状況から，A100一般病棟入院基本料「1」「イ」（1,688点）＋「注3」「イ」（450点）＋A207-3急性期看護補助体制加算「1」（240点）＋A207-4看護職員夜間配置加算「1」「イ」（110点）＋A218地域加算「7」（3点）＝2,453点。2,491点×5＝12,455点。

[26日] A301特定集中治療室管理料「3」「イ」（9,890点）＋A218「7」7級地（3点）＝9,893点。

病棟（病室及び治療室を含む）移動時の入院料について，移動日の入院料は，移動先の病棟の入院料（入院基本料又は特定入院料）を算定する。

入院時食事療養（I）（1）により1食670円。本例では，25，27日（昼，夕の2食×2＝4食）＋28，29日（3食×2＝6食）＋30日（朝，昼の2食）＝12食が提供されている。

したがって，基準（670円×12食＝8,040円）＋食堂加算（50円×5日間→250円）＝8,290円。標準負担額は1食490円。490円×12＝5,880円。

ランクアップ！

主傷病・副傷病名の記載

項目によっては「主病」かどうかも確認が必要だ

レセプトの傷病名欄への病名の記載は，主傷病（原則として1つ），副傷病の順に記載し，線で区切るか，主傷病に（主）と記載して区別するのが原則です。

対象疾患が「主病」であることが算定要件の項目：B000特定疾患療養管理料，B001「7」難病外来指導管理料，B001-3生活習慣病管理料（I），B001-3-3生活習慣病管理料（II）など

ランクアップ！

注射薬の規格・用量

薬剤の重量・容量が求められるようにしよう！

カルテの記載：注射薬のカルテ記載のなかで，ときに［○○○100mg］などと記載されていることがあります。例えば，「入院4」の事例のアドナ注は［アドナ注（静脈用）50mg］と記載されています。薬価の規格をみるとアドナの静注は，［0.5% 5mL］［0.5%10mL］［0.5%20mL］とmLで示されています。薬価は容量で示され，カルテの記載は重量で示されているので単位を統一してどの薬剤が使用されたのかを特定する必要があります。

規格と重量：1mLがおよそ1g（＝1,000mg）の重量であることに注目すると以下の関係式が成り立ちます。
0.5% 5mL →5,000mg×0.5%＝5,000mg×（0.5/100）＝25mg
0.5%10mL →10,000mg×0.5%＝10,000mg×（0.5/100）＝50mg
0.5%20mL →20,000mg×0.5%＝20,000mg×（0.5/100）＝100mg

使用単位の特定：使用された単位が不明の場合は，最も廉価となる薬剤を選択することになります。上記の薬剤を100mg使用する場合，最も廉価となるのは100mgの薬剤を用いた場合です。したがって，このアドナは0.5%20mLが使用された，と特定できます。

簡略化すると：上記の知識をもとに，A%B（mL）をmgに変更する場合は以下の式が成り立ちます。
A%B（mL）→1,000mg×B×A%→（1,000mg×B）×（A/100）＝10B・A（mg）すなわち，A%B（mL）→10A・B（mg）となります。
この式を用いれば，0.5% 5mL→10×0.5×5（mg）＝25mgと容易に変更できます。

レセプト点検の
チェックポイント

診療報酬の請求は，①患者からの一部負担金受領と，②作成したレセプト（診療報酬明細書）を「支払基金」（社会保険診療報酬支払基金＝社保の審査支払い代行機関）や「国保連合会」（国民健康保険連合会＝国保の審査支払い代行機関）へ提出し，審査を経て確定した額が支払われることにより完結する。

レセプトの内容について審査を受けるわけであるから，審査の過程で不承認とされた内容は「査定」され「減点」される。また，診療内容に査定事項はなくても，レセプトに記載された保険に関する情報に誤りのある場合は，レセプトそのものが「返戻」されることになる。

したがって，医療機関にとっては，審査支払機関への提出前のレセプト点検が重要な意味合いをもつ。

なお，レセプト作成にあたって，昨今ではコンピュータが多用されている。コンピュータを使用するとしても，請求する手段としての道具であるから，算定に至る考え方は本書で示したものと基本的に変わりはない。ただし，手書きによるレセプト作成は書き誤りや計算違いが起こる可能性が高い。それに対し，コンピュータの場合，計算は迅速であり，算定のロジックさえしっかり確立していれば計算間違いはほとんどない。しかしながら，コードひとつの入力ミスによりとんでもない内容が入力されたり，単位数の入力違いなどにより手書きでは考えられない数値を算出することもありうる。

以下では，そうしたコンピュータ利用によるレセプト作成をも含め，提出までのチェックポイントと提出後，返戻・査定を受けたレセプトへの対応を示した。

事務点検のポイント

事務点検では，コード入力（記載）ミス，回数ミス，単位ミス，通則ミス，解釈ミスを発見し，すみやかに修正，確認することが主体となる。年齢加算，時間外・休日・深夜加算は多くの項目に関連してくる。

図表1　事務点検のチェックポイント

事　項	チェックポイント
患者氏名 性　　別 生年月日 保 険 証	①患者の基本となるもっとも重要な情報のひとつ ②初診申込書等に記載された内容と保険証の確認 ③コンピュータ入力時の確認 ④定期的な保険証の確認により内容の万全をはかる工夫が必要 ⑤誤入力（記載誤り）を，レセプトから判断するのはかなりむずかしい
病　　名	①病名なし　→初診入院でカルテにも病名の記載がない ②病名追加　→診療内容から病名の追加が考えられる ③治ゆ病名，中止病名の転帰・削除 ④病名入力（記載）ミス　→病名カナ変換（記載）の誤り
年 齢 加 算	①初診時に正確な年齢を確認することが基本条件 ②6歳未満の乳幼児については，初診，再診，入院，医学管理，投薬，注射，処置，手術，麻酔，検査，画像のいずれもが関連 ③手書きの場合は，常に年齢加算に注意する。患者が該当年齢である場合は加算が行われているかをチェック ④コンピュータ入力では，算定のロジックがしっかりと組み込まれていることが重要
時間外等 加　　算	①時間外等の加算は初診，再診，処置，手術，麻酔，検査，画像に関連 ②時間外等における初診・再診で，診療内容に上記のものが含まれるときには，時間外等の加算が発生する可能性がある。疑問がある場合はカルテで確認 ③時間外等の加算は基本的に外来に関連する。しかし，入院であっても初・再診に引き続き行われたときには時間外等の加算が発生 ④手術を時間外等で行っている場合は，同時に発生する麻酔についても時間外等の加算が発生する。併せてチェック ⑤手術が時間外等で行われる場合は，検査，画像診断等も時間外等で行われている可能性が高い ⑥手書きはもちろんのこと，コンピュータ処理の場合であっても，条件入力となるのでその手続きが必要となる。「注」加算が関係する場合は，それらもからめて算定されているかチェック
初　　診	①診療開始日との関連に誤りはないか。治ゆ病名が残っていないこと，転帰が処理されていることをチェック ②2回以上初診を算定した場合，病名の転帰（治ゆ月日）が記載されているかどうか確認
再　　診	①診療実日数との関連に誤りはないか ②外来管理加算と診療内容の関係について，「注」の加算条件の算定に誤りはないか（200床未満） ③外来診療料と包括項目のチェック（200床以上）
医学管理	①算定条件（病名等）との関連は合致しているか
在　　宅	①算定条件（病名等）との関連は合致しているか ②薬剤・材料が使用されると考えられる在宅医療で，薬剤・材料が正しく請求されているか
投　　薬	①投薬の投与日数（回数）が多くないかをチェック ②1日分（1回分）の投与単位が多くないかをチェック ③コンピュータ入力の場合，手順を誤り，回数・単位のところにコード数字を入力してしまい，異常な点数が発生する可能性がある

	④病名と特定疾患処方管理加算のチェック（診療所，200床未満の病院） ⑤麻薬・毒薬・向精神薬の加算もれのチェック ⑥処方箋算定の場合に薬剤の一般的名称の有無をチェック
注　　射	①点滴注射　→日付のダブリがないか（請求のダブリ），抜け（もれ）がないか確認 ②点滴回数・中心静脈注射回数と手技料回数と診療実日数および手術日に整合性があるかチェック ③特定薬剤治療管理料のもれチェック ④生物学的製剤注射加算　→該当薬剤と加算のチェック
処　　置	①処置回数　→回数の入力（記載）ミスはないか＝診療日数との関連 　　　　　　→回数制限のチェック　ex.透析回数（14回までが限界） ②処置薬剤　→処置薬剤のもれがないか 　　　　　　→薬剤の投与単位に誤りがないか ③処置材料　→処置に関連する特定保険医療材料が請求されているか 　　　　　　→使用本数に誤りがないか＝本数の確認 　　　　　　→使用目的が特定手技に限定されているもの＝適応の確認 　　　　　　→24時間以上の体内留置が条件とされているものの確認 　　　　　　→傷病名，状態・症状が限られているもの＝傷病名等の確認 ④処置部位の入力（記載）にミスはないか ⑤通則を適用するうえでの誤りがないか ⑥解釈ミス　→「注」加算のもれがないか 　　　　　　→手術当日の処置料の算定に誤りがないか
手　　術	①手術日に誤りはないか ②手術材料　→手術に関連する特定保険医療材料が請求されているか確認 　　　　　　→使用本数に誤りがないか，本数に限度のあるもの＝本数の確認 　　　　　　→使用目的が特定手技に限定されているもの＝適応の確認 　　　　　　→傷病名，状態・症状が限られているもの＝傷病名等の確認 　　　　　　→手技料に含まれる材料の請求をしていないかチェック ③通則を適用するうえでの誤りがないか　ex.同日に2以上の手術，同一手術野 ④解釈ミス　→「注」加算のもれがないか 　　　　　　→手術回数〔同月2つ（2回）以上〕などで「保医発通知」は満たしているか ⑤輸血と材料　→輸血量と血液フィルターのチェック ⑥輸血と疾病　→疾病と血液フィルターのチェック ⑦手術の施設基準がからむ場合の加算・減算のチェック
麻　　酔	①麻酔時間と麻酔の薬剤量　→使用単位に誤りがないか ②通則を適用するうえでの誤りがないか ③解釈ミス　→「注」加算のもれがないか　ex.併施麻酔と加算
検　査 病　理	①検査回数の入力（記載）ミスはないか ②通則を適用するうえでの誤りがないか ③解釈ミス　→「注」加算のもれがないか 　　　　　　→併せて算定できない検査等のチェック
画　　像	①レントゲン回数の入力（記載）ミスはないか ②通則を適用するうえでの誤りがないか ③解釈ミス→「注」加算のもれがないか
食　　事	①特別食が該当する疾病のチェック
そ　の　他	①入力した記憶のないものが含まれている（勘違い入力の可能性あり） ②外来　→算定者とチェック者が一致していない＝ポイントを定めたチェック ③自動算定の場合，算定ロジックの誤りに注意 ④伝票からの入力（記載）誤り ⑤コード入力（記載）ミス

医師点検依頼のポイント

　医師点検では，事務点検で確定できない項目について依頼する。レセプト紙上によってのみその診療内容が審査されるのであるから，依頼の目的は書面審査に適うレセプトに仕上げることにある。

　ポイントは，①診療をすることになった患者の疾病＝病名の整備・確認，②診療の内容から症状経過等の記載を要する症例への症状詳記記載——である。症状詳記は，レセプトで表現できないものについて補完的な役割をもつことになる。そのためにも，審査の結果，査定・

減点となった場合でも，審査誤りが指摘できるようなドクターコメントを得る必要がある。

　医師点検依頼にあたっては，審査側がどのような点を審査の基準としているかを知っておく必要がある。審査の根拠（基準）としては，**図表2**のようなものがある。

　また，医師に点検を依頼した結果，依頼した内容が十分示されているかどうかを確認することが肝要。記載内容にわからないことがあったり，不十分と思われる場合は，再度，医師に確認することを心がける。

図表2　審査根拠（基準）として掲げられるもの

- 療養担当規則（＝「保険医療機関及び保険医療養担当規則」）に合致しているか
- 各疾患の治療指針，治療基準，治療方法が適切であるか（＊性病，結核，高血圧，慢性胃炎・胃潰瘍および十二指腸潰瘍，精神科，抗生物質製剤による治療，副腎皮質ホルモン・副腎皮質刺激ホルモン及び性腺刺激ホルモンによる治療等）
- 薬剤の使用基準が医薬品添付文書（能書）に合致しているか（＊［適応］［用法］）
- 診療報酬点数表（準用も含め）の解釈に誤りがないか

- 通牒・通達を遵守しているか（＊「厚生労働省通知」）
- 審査委員会等の申し合わせ事項
- 医療機関別審査記録簿

[参考] 輸血，特定保険医療材料に関する通知
「血液製剤の使用指針」（平成17年9月）（平成29年3月一部改正）
「輸血療法の実施に関する指針」（平成11年6月10日医薬発第715号）
「血小板製剤の使用基準」（平成6年7月11日薬発第638号）
「特定保険医療材料の材料価格算定に関する留意事項について」

図表3　医師点検依頼のチェックポイント

事　項	チェックポイント
病　　名	①病名なし　→初診入院でカルテにも病名の記載がない＝病名依頼 ②病名追加　→診療内容から病名の記載もれが考えられる＝該当する診療行為を具体的に指摘して，病名依頼をする ③治ゆ病名，中止病名の転帰・削除　→転帰依頼＝一過性，急性の疾病などが該当 ④診療内容と病名との関連（薬剤，検査，画像 etc.）→②と同様
医学管理	①該当病名がもれている場合に，病名を依頼
在　　宅	①該当病名がもれている場合に，病名を依頼
投　　薬	①薬剤の［効能・効果］→病名がもれていると思われる場合に，該当薬剤を記載して病名の追加・記載を依頼 ②薬剤の［用法・用量］→用量が最大量を使用している場合に，該当薬剤を記載して，「症状詳記」の記載を依頼 ③薬剤使用のコメント　→ビタミン剤使用時，病名ではなく症状などにより使用する場合はその症状の記載を依頼
注　　射	①薬剤の［効能・効果］　→病名がもれていると思われる場合に，該当薬剤を記載して病名の追加・記載を依頼 ②薬剤の［用法・用量］　→最大量を使用している場合，該当薬剤を記載して，「症状詳記」を依頼（ex. 抗生物質） ③投与量と年齢・体重　→投与量が年齢・体重に関連する場合は，体重等の記載を依頼（年齢はレセプトから判断できるので重ねての記載は不要） ④薬剤の併用　→抗生物質の2剤投与等，同傾向の薬剤を併用している場合，必要性について「症状詳記」を依頼 ⑤薬剤の使用条件　→該当薬剤，検査結果等の「症状詳記」を依頼（必要に応じ，検査数値の併記を依頼） 　＊投薬との併施が条件になっている薬剤（ex. テガフール，レンチナン等） 　＊薬剤の使用にあたって検査が必要とされている薬剤 　　（ex.1：フィブロガミン＋血液凝固第ⅩⅢ因子） 　　（ex.2：ノイアート＋アンチトロンビンⅢ） 　　（ex.3：グラン・ノイトロジン＋好中球数） 　＊抗生物質と細菌感受性検査　→抗生物質を変更して使用する場合（抗生物質は通常，1種類を2週間を目安として継続使用） ⑥炎症症状の増悪時，急性症状発現，術後の急性循環不全症状など，通常の治療経過とは異なる状態に対して用いられた注射薬剤等への「症状詳記」依頼
処　　置	①処置の対象病名がもれている場合に依頼 ②頻回に要した処置については「症状詳記」を依頼
手　　術	①手術の対象病名がもれている場合に依頼 ②特定保険医療材料等を通常よりも多く要した場合は「症状詳記」を依頼 ③麻酔を通常より長時間要した場合，術中の出血が多量であるなどの場合は「症状詳記」を依頼
検　　査	①特定の疾病の診断に要した検査　→対象病名がもれている場合に依頼。「症状詳記」を要する場合もある ②頻回に必要とした検査　→検査備考，「症状詳記」の依頼 　（＊検査は，スクリーニング～確定診断～経過観察の流れがある。また，疾病を否定するために施行される検査もある）
画　　像	①撮影部位と疾病との関連　→対象病名がもれている場合に依頼 ②同一部位のCT回数，同一部位の造影CTと単純CTの施行，同一部位のMRIとCTは，その必要性について「症状詳記」を依頼 ③頻回に必要とした画像診断は，画像検査の備考，「症状詳記」の依頼 ④多部位にわたる画像診断は，その必要性について「症状詳記」を依頼
食　　事	①食事と中心静脈注射の併用，食事と経管栄養の併用の場合，その必要性について「症状詳記」依頼 ②特別食において該当疾病がもれている場合，病名等の依頼

図表4　症状詳記（コメント）記載のポイント

① 簡潔であること　→必ずしも詳細な「サマリー（経過要約）」が必要ではない
② 症状記載のポイントが絞られていること
③ 臨床診断を裏づける論理的な説明がなされていること（臨床症状，数量的データ）
④ 治療行為に対する「評価」の記載
⑤ 必要に応じ，温度板等（体温，血圧，脈拍等），患者の身体状態が時系列にわかる表を添付する
⑥ 必要に応じ，表や図などを用いた記載

高額レセプトにおける注意点

支払基金・国保連合会に提出されたレセプトは，それぞれの審査部門において審査される。8万点未満のレセプトは通常審査だが，合計点数が8万点以上の高点数のレセプトは，通常の審査とは別に取り扱われる。

すなわち，8万点以上38万点未満の高額レセプトは，各審査機関支部の「審査専門部会」で，また，38万点（心・脈管に係る手術を含む診療に係るものについては特定保険医療材料に係る点数を除いた合計点数）以上のさらに高額なレセプトは，各審査機関の本部に集めら

れ，そこに設けられた「特別審査委員会」で取り扱われる（中央審査という）。

医療機関側としても，8万点を超える高額レセプトについては，さきに示した医師点検依頼の内容をより徹底して対処することが重要となる。

なお，高額レセプトのうち，合計点数が35万点以上のものについては，定められた資料をレセプトに添付して提出しなければならない。保険発通知（平10. 10. 28）に示された「資料の具体的内容」は**図表5**のとおり。

総括・編綴の方法

実際の医療機関においては，レセプトを作成した後に，これを総括・編綴し提出する業務がある。これについて，以下，大まかな流れを紹介する。

1 医保の診療報酬請求書

医保の診療報酬請求書の記載要領については，厚生労働省から通知されているので，これを参考に順を追って記載する。この通知（「診療報酬請求書等の記載要領について」昭51.8.7，保険発82）は，点数改定のつど改訂されているので，つねに最新の資料を手元に備えるようにするとよい。

なお，本通知をはじめとして，請求事務に関する厚生労働省告示・通知をまとめたものとして『診療点数早見表』（医学通信社刊）がある。

2 国保の診療報酬請求書

国保の場合は，①都道府県ごとに様式が定められている（詳しくは，各県の国保連合会に確認のこと），②保険者別に請求書を作成する，③国保の請求の他に，国の

制度による公費負担医療もこの請求書で請求する──という特徴がある。

3 国保総括表とその作成

国保総括（集計表）の様式も，都道府県ごとに定められている。また，請求書のみ作成し，総括表を必要としない県もある。

4 請求書・明細書の編綴方法

保険医療機関が診療報酬を審査支払機関に請求する際は，診療報酬請求書，明細書を一定の順序で並べ，綴じ込んで提出することになる。編綴の方法は，各県によって多少異なることもあるので支払基金，国保連合会に確認することが必要である。なお，旧総合病院で診療科ごとに診療報酬明細書を作成している保険医療機関の場合，審査の都合上などの理由により，審査支払機関から科別に編綴するよう依頼されることがある。参考として，診療報酬請求書・明細書の編綴例を支払基金と国保連合会で各1つ（**図表7・8**）示す。

図表5　合計点数が35万点以上のレセプトに添付する資料

1．患者の主たる疾患（合併症を含む）の診断根拠となった臨床症状，その診察・検査所見および実施したおもな治療行為（手術，処置，薬物治療等）の必要性並びにこれらの経過について，担当医が記載したもの
　　また，診療報酬明細書の合計点数が100万点以上である場合は，次に掲げる薬剤および処置に係る症状等について，担当医が別に記載したもの
　①　薬剤関係：血栓溶解剤，遺伝子組替え製剤，人免疫グロブリン製剤，人血清アルブミン製剤・血漿蛋白製剤，乾燥濃縮人アンチトロンビンⅢ製剤，プロスタグランディン製剤，新鮮凍結人血漿，抗生物質製剤
　②　処置関係：血漿交換療法，吸着式血液浄化法，人工腎臓
2．所定単位当たりの価格が205円以下の薬剤を除くすべての使用薬剤について，別紙様式（略）により，投薬，注射，処置および手術の区分ごとに（該当する項目を丸で囲むこと），各薬剤の日々の使用量を記載した日計表

上記の通知は，合計点数が35万点以上のレセプトとされているが，同様の内容を含む8万点以上の高額レセプトについても，この通知に準ずる取扱いを行うことがポイントといえる。

図表6　医保の診療報酬請求書作成の手順

① 診療報酬請求書の区分に分類する。以下の分類
　a　医療保険　→「医保本人と公費の併用」「医保単独（本人）＝協会けんぽ，船員，日雇特別，共済組合，健保組合，自衛官，特定組合」
　　　　　　　　　「医保家族と公費の併用」「医保単独（家族）＝協会けんぽ，船員，日雇特別，共済組合，健保組合，特定組合」
　b　公費負担分　→「公費と医保の併用」「公費と公費の併用」「公費単独」
② aについては，分類ごとの「件数」「診療実日数」「点数」を集計し記載する
③ bについては，分類ごとの「件数」「点数」「控除額」を集計し記載する
④ 入院分については，「食事・生活件数」「食事・生活日数」「金額」「標準負担額」も集計し記載する
⑤ ①のa，bの件数を合計して請求の総件数を集計し，総件数欄に記載する
⑥ ②，③から，患者一部負担金等を控除して，請求金額を集計し，請求金額欄に記載する
⑦ 請求月分，請求年月日，保険医療機関の所在地，名称，開設者名，都道府県番号，医療機関コードを記載して，請求書の承認印を捺印する。入院・外来の欄の該当するものを○で囲む
　＊①のbの「公費と医保の併用」は，医療保険のうち，該当するレセプトについて再掲して示すことになる。

図表7　診療報酬請求書・明細書の編綴例（支払基金の場合）

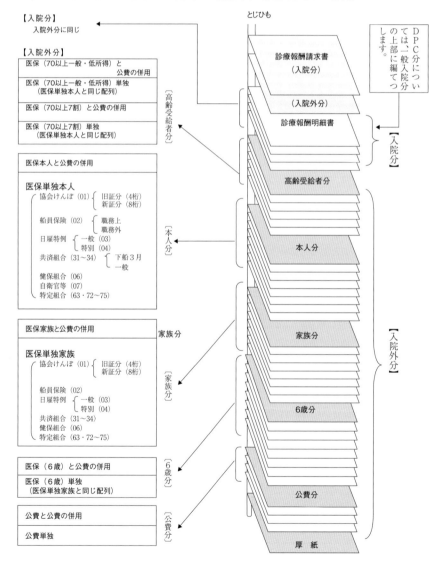

図表8　診療報酬請求書・明細書の編綴例（神奈川県国保連合会の場合）

診療（調剤）報酬請求書及び明細書の編綴方法

国民健康保険及び後期高齢者医療に係る診療報酬請求書等の編綴方法は，次のとおり編綴し提出してください。

注1．後期高齢者医療の請求書は県単位で1枚となります。
　　但し在宅時医学総合管理料等を算定した明細書とその他の明細書はそれぞれ別の請求書を使用します。
注2．明細書の編綴の順は請求書区分の順序とします。

※病院関係の請求に関しましては、入院分・外来分を分けて、請求書を添付してください。
※全国組合（133033、133298）は県外分として綴じこんでください。
※連合会への提出時は県内分と県外分を輪ゴムでとめ提出してください。

返戻・査定

1 返　戻

返戻とは，レセプトの記載不備などにより，レセプト自体が審査機関より戻されることをいう。レセプト自体の不備であるから診療報酬は支払われない。不備を訂正し，すみやかに再請求を行う必要がある。再請求はできるが，月遅れの入金となるので，極力避けなければいけないことはもちろんである。

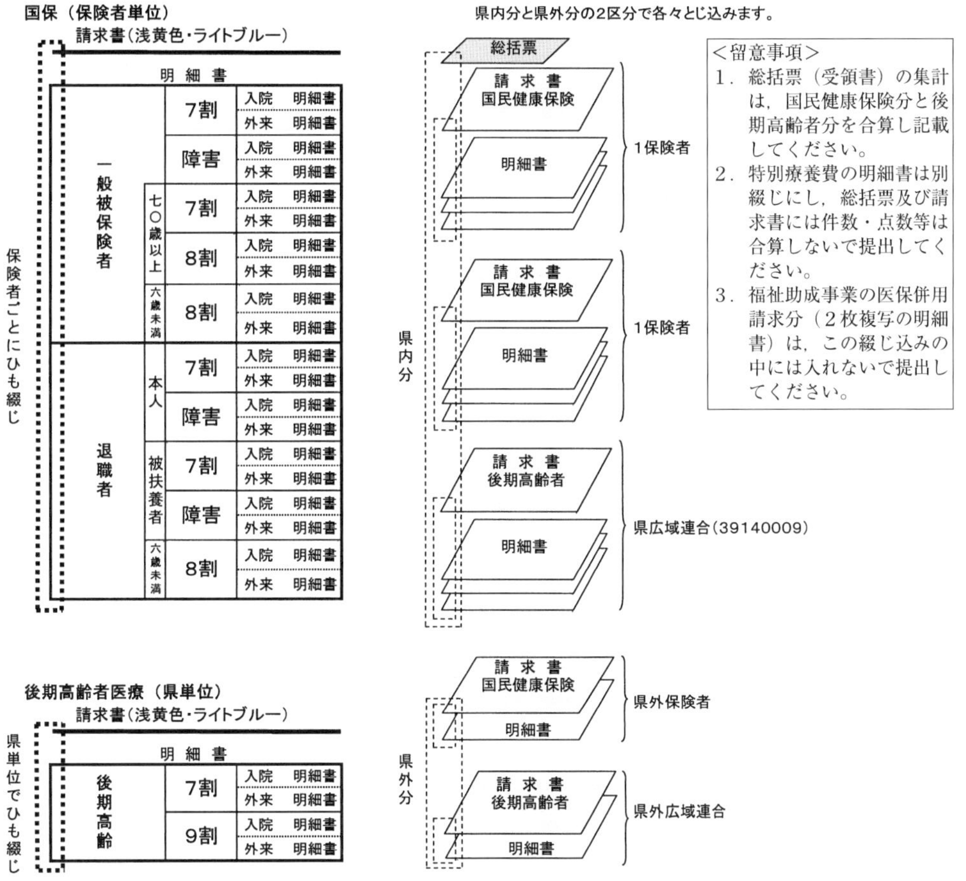

返戻は，支払基金・国保連合会からのものと，保険者からのものの2つに分類できる。返戻レセプトをその理由と対応方法により分類すると**図表9**のとおり。

2 査　定

提出したレセプトは，「医師点検依頼のポイント」のところで示したような審査の基準にのっとって，診療内容がチェックされる。審査の基準から外れていると判断された場合は，査定・減点され，その結果が各医療機関に通知される。

通知の内容は**図表10～13**のとおり。いずれも東京都の例を示した。

3 過誤通知

　医療機関が請求した診療報酬が，支払基金や国保連合会で審査され，その結果，査定されるケースがあることはすでに述べた。各医療機関には，**図表10〜13**に示す通知が送られてくる。この審査内容に対して異議のある場合には，審査委員会に対して再審査請求をすることができる。この請求に基づいて，審査委員会で再度検討して妥当と認められた場合，異議申し立てが採用される。

　この再審査請求は，医療機関と支払い側である保険者との双方から行うことができる。支払い保険者側からの再審査請求に基づき，その異議申し立てが採用された内容は，過誤通知書として送られてくる。

　支払・請求過誤通知書は，社保は**図表14・15**，国保は**図表16・17**のような様式である。

　また，院外処方箋を採用している医療機関では，投薬の請求は処方箋料を算定するのみで，薬剤料の請求はない。患者は処方箋を外部の調剤薬局に持参して，処方された薬を手に入れ服用する。保険者は，医療機関から処方箋料の請求を，調剤薬局から調剤料・薬剤料等の請求を受けることになる。

　保険者では，医療機関からのレセプトで患者の病名情報を得，調剤薬局からのレセプトで投薬の内容を知る。両者を突合してチェックすることになる。

　突合の結果，行われた投薬に該当する病名が，レセプトに見出せない場合は，審査委員会に再審査請求の異議申し立てをすることになる。再審査の結果，異議申し立てが採用された場合は，処方された投薬は査定されることになる。

　このとき，この査定の対象となった投薬料は，調剤薬局ではなく，処方箋を発行した医療機関が全額責任を負うことになる。

　査定の方法は，対象となる患者のレセプトの合計点数から相殺することにより行う。院外処方箋を発行した医療機関は，この結果を相殺通知書により知らされる。相殺通知を避けるためには，医療機関としては，患者の病名のつけもれを起こさぬように確実に情報化することが肝要となる。診療報酬相殺通知書の例を**図表18**に示す。

　国保では，社保のような「診療報酬相殺通知書」はとくになく，**図表16・17**と同様の「再審査・過誤連絡票」により通知される。

図表9　返戻の理由と対応

返戻元	返戻理由	対応方法
支払基金 国保連合会	①診療月，診療開始日の記載もれ，記載誤り ②診療実日数と診療回数の不一致 ③特記事項の記載もれ ④その他のレセプト不備	①〜④指摘事項を確認・整備して再請求
保険者	①被保険者と被扶養者の取り違え ②退職，転職などによる資格喪失 ③転居などによる記号・番号の変更 ④社保から国保への変更，国保から社保への変更 ⑤重複請求 ⑥その他のレセプト不備	①〜④保険証を確認し，正しい保険証の記号・番号で再請求 ⑤レセプトを1枚にまとめて再請求 ⑥不備事項を訂正して再請求

図表10　審査委員会からの留意点の通知（社保；支払基金）

```
医療機関                医療機関            病　　院
コード　○○，○○○○，○       名　称      ○○○○     診療所 御中
                                        医　　院
                                        クリニック

　貴医療機関から，○月ご提出のありました診療報酬明細書について審査委員会から次のように注意がありましたからご留意を
お願いいたします。

  ┌─────────────────────────────────────────────┐
  │ この欄に，審査委員会からの注意事項が箇条書きに示されている。            │
  │　例）薬剤は，適応，用法，用量に従い適正に願います。                 │
  │　　　臨床検査は，診断・治療に必要限度としてください。               │
  │　　　処置料は，点数表に基づき正しく算定してください。              │
  │　　　レントゲンの算定は，適正に願います。                    │
  │　　　○○○○○の算定は，通牒に従い適正に願います。               │
  │　　　○○検査は，症例を選んでください。                     │
  │　　　etc.                                    │
  └─────────────────────────────────────────────┘

                                        東京都社会保険診療報酬支払基金
```

図表11　審査結果通知書（国保連合会）

審査結果通知書　　　　　　　　　　令和○年○月○日

療養取扱機関　　　　　　　　　　　　　　　　　　　　No.

記号番号　　　　　　○○．○○○○．○

病　　　院
医　　　院
診　療　所
クリニック

貴殿御提出の○月分診療報酬明細書について審査委員会における審査の結果は下記のとおりであります。

この欄に，審査委員会からの注意事項が箇条書きに示されている。
例）薬剤は，原則として能書により使用することになっています。
　　とくに下記の薬剤は適応・用法・用量に留意のうえご使用願います。
　　薬剤名（○○○○○○）
　　検査は，症例を選んで臨床上必要の限度に願います。　　　　　etc.

東京都国民健康保険団体連合会
国民健康保険診療報酬審査委員会

図表12　社保の増減点連絡書様式（査定の具体的内容が示される）

○月分増減点連絡書

病　　　院
診　療　所
医　　　院　御中
薬　　　局　　　　　　社会保険診療報酬支払基金

医療機関（薬局）コード○○．○○○○．○

診療年月	法別	区分	給付区分	氏名	事由	箇所	増減点数（金額）	増減点内容
			この欄に，法別，本人名（家族名），増減点，事由及び箇所が記載される。					
備考								

図表13　国保の増減点通知書様式（査定の具体的内容が示される）

○月分増減点通知書

医療機関　　　　　　　　　　　病　　　院
コード○○．○○○○．○　　　診　療　所
　　　　　　　　　　　　　　　医　　　院　御中　　　　入　院・入院外
　　　　　　　　　　　　　　　薬　　　局　　　　　　　（　　　　　科）

道府県名	保険者名	給付割合	法別番号	（科）	診療月	氏　名	増減点	事　由
備　考						事由欄記号		

ランクアップ！

205円ルールの見直し

請求が手書きかどうかで変わってくるね

　レセプトの摘要欄に薬剤名等を記載する際，205円以下の薬剤名等の記載を省略できるというルールがありましたが，医事会計システム電算化が行われている医療機関や薬局では205円ルールは適用されなくなりました。従来から手書き請求が行われている医療機関や薬局では届出を行った上で175円以下について適用されます。

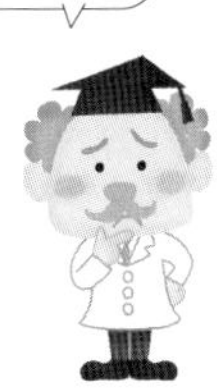

図表14　社保の支払・請求過誤通知書

支払・請求過誤通知票

再提出の場合, この通知票は不要です。

下記のとおり過誤がありましたので
診療分で調整いたします。　　　　　7　月　　　　　令和 ○ 年　8　月　5　日

13　社会保険診療報酬支払基金

点数表	特殊	識別	過誤理由	区分	整理	医療機関コード	診療月
1	6	0	01	2	2	○5　○2○1○	

フォーマットNo.	バッチNo.	作成区分	過誤区分	過誤種別
75	39	0	1	0

件　数	日　数	点　数 (食事・生活基準額)	一部負担金 (患者負担額)	金　額 (食事・生活支給額)
－1	－13	－37,550	－1,010	－374,490

保険者番号 (公費負担者番号)	受給者番号
(○1○1○1○0) ○7○3○1○5	○3○0○0○

過誤理由

1　記号, 番号, 保険者番号,
　患者名の不備
2　記載事項欄の不備
3　固定点数誤り
4　計算誤り, 請求点数(横
　計, 縦計, 集計)誤り
5　一部負担金の誤り
6　委員会の再審査結果
7　給付期間満了
8　給付対象外傷病(業務上)

9　給付対象外傷病(適用外)
10　保険者入繰り
11　資格そう失後受診
12　重複請求
13　本人, 家族誤り
14　請求先変更
15　保険医療機関からの取消
　　依頼
16

摘要

患　者　名

区　分		医単医各	各各老	各単健
本人	入院	1		1
	入院外	2		2
家族	入院	3		
	入院外	4		

整理番号　3 2 3 1 6

図表15　過誤理由付せん

過誤理由付せん　保険者番号又は市町村番号 _____

○○○○○○○○○

1. ①記号, 番号, 患者名のもれ又は誤り　②認定外家族　③該当者なし
　④旧証によるもの　⑤保険番号と記号の不一致
2. ①区分, 生年, 診療開始日　②実日数　③傷病名及び診療項目 (摘要を含む。)
　欄のもれ　④診療開始日の誤りによる初診料の算定誤り　⑤生年の誤りによる乳
　幼児加算の算定誤り
3. 固定点数誤り　①初診・再診・往診　②投薬　③注射　④処置　⑤検査
　　　　　　　　⑥レントゲン　⑦手術　⑧入院　⑨その他 (　　　)
4. 請求点数誤り (横計, 縦計)
5. 一部負担金の誤り (初診・入院外・入院)
6. 診療内容に関するもの
7. 給付期間満了 (満了　年　　月　　日)
8. 給付対象外傷病 (業務上)
9. 給付対象外傷病 (適用外) 継続承認傷病名 _____
10. 保険者番号欄の番号が他保険者分であるもの
11. 資格そう失後受診 (そう失　年　　月　　日)
　　　　　　　　　　(証回収　年　　月　　日)
12. 重複請求
13. 本人・家族の誤り　　　　変更先保険者
14. 請求先変更 (新設, 合併等) (市町村) 番号 _____
　後期高齢者医療該当
15. 医療機関からの取消依頼
16. その他 (理由簡記)
　下欄は基金の機械処理に必要ですから記入しないでください。

	点	特殊	過誤理由	増減	区分	整理	件　数
過誤情報							

◎再請求の場合は, この付せんを
貼付のまま提出してください。

(理　由)

明細書記号番号 荒　　　第　　　号は
現在使われておりません。つきましては
被保険者証を確認のうえ再請求してくだ
さい。
なお, 誤りがない場合はお手数でも過誤
理由付せんに事業所名称, 所在地を記入
のうえ再請求してください。

図表16　国保の再審査・過誤連絡票

令和　○年　11月分再審査・過誤連絡票　　○○○国民健康保険団体連合会

下記のとおり過誤がありましたので連絡いたします。
ただし過払分については以後の請求がないときは返納していただきます。

	法別	府県	実施者	保険者
	（　　）	（　　）	（　　）	（ 1 3 ○ 2 ○ 6 ）

点数表	府県	医療機関番号等	診療年月	受給者番号
（ 1 ）	（ 1 3 ）	（ ○ 5－○ 2 1 ○ ）	（ ○ . ○ ）	（　　　　　）

入・外	割引	割合	高額	件数	日数 回数(回)	点数 食事・生活金額(円)	患者負担額 標準負担額	感・精公費負担点数 / 感染・精神・原爆等他法負担分 公費点数 / 公費負担額(円)	一部負担金(円) / 自己点数	減免等点数	金額	事由
				件	日	点	点	点	点	点	円	
2	1 0					－ 5 3 0 0					－ 5 3 0 0 0 0	9 0

摘要		事由内訳	

事由欄記号（老人のとき23～30）
1.	退職者本人分並びに組合員分	7.	擬制世帯主
2.	退職者家族分並びに組合員外分	8. 28.	後期高齢者医療（無資格者）
3. 23.	記号番号不明（受給者番号不明）	9. 29.	保険医療機関等返戻申出
4. 24.	資格喪失者	10. 30.	その他
5.	無効被保険者証	12.	退職被保険者等分
6. 26.	未加入者（未受給資格者）	13.	国保一般被保険者分
		90.	院外処方せん（老人を含む）
			院外処方調剤機関（　　　）

再審査事由記号
ア.	初診料	キ.	内服薬	セ.	検査料
イ.	再診料	ク.	外用薬	ソ.	検査判断料
ウ.	外来管理加算	ケ.	調剤		（1）尿，糞便等
エ.	指導料・医学管理	コ.	調剤技術基本料		（2）生化学（Ⅱ）
オ.	特定薬治療管理料	サ.	注射料	タ.	画像診断料
カ.	長期投与薬剤	シ.	処置料	チ.	入院基本料等
		ス.	手術料	ツ.	重複請求
				テ.	その他

（注記）①増減について，－の表示ある場合は「減」を，表示ない場合は「増」を示します。
　　　　②略号について，点数表…1＝医科，3＝歯科，4＝調剤，5＝施設，6＝看護，入・外…1＝入院（一般・後期），
　　　　　2＝入院外（一般・後期），5＝退職本人・入院，6＝退職本人・入院外，7＝退職被扶養者・入院，8＝退職被扶養者・入院外
　　　　③照会先○事由の1～8までと12，13の問い合わせは直接保険者へ，23～28までは区市町村へお願いいたします。
　　　　　○事由の9，10，29，30は業務管理部管理課過誤調整係へ，事由の90，ア～テまでは業務管理部審査課へ
　　　　　お願いいたします。（電話○○○○-○○○○（大代表））
　　　　④後期高齢者医療については右上に実施者受給者番号を表示してあります。

図表17　国保・退職の過誤通知

国保・退職

調剤・医科　⑩割
歯科　　　　9割
　　　　　　8割
　　　　　　7割
本人
家族

審査内容（保険者申出分）

保健医療機関等所在地	○○区	保険薬局所在地	○○区
名称	○○病院	名称	○○ファーマシー
医療機関番号	15.3211.8	薬局番号	15.5273.6

診療年月	被保険者名	審査内容
8/2	○藤○浩	適応　メバロチン10mg1T
	高脂血症	$(43 \rightarrow 23) \times 14 \times 2$
		$M120 \rightarrow 63$

図表18 診療報酬相殺通知書

診療報酬相殺通知書

医療機関等コード　０４－○○○○○　　　　点数表　１　　診療科
医療機関等名　　　○○○○○○ 病院　御中

　　　　　　　　　　　　　　　　　　　　　　　　　　　　　○○県社会保険診療報酬支払基金

処方箋による調剤に係る診療報酬について査定の結果、査定分を平成 20 年 10 月診療分で相殺いたします。

保険者　０６－１３－×××× 区分　２　　診療年月　２．２　　受給者番号 患者氏名　　○○　○○		調整金額	件数	日数	点　数	一部負担金
	療養費	－392			－58	

薬局コード　：　０４－○○○○○
所　在　地　：　神奈川県横浜市中区○○町１－２－３
名　　　称　：　○○○○○○薬局

事由及び箇所				
番号	項目	事由	増減点	増　減　点　内　容
	２１	B	－56	（2／13） ウルデナシン錠　100mg　6錠→3錠 　　　　　　　　　　　　　　　96×28→94×28

整理番号：

査定を防ぐコツ＝査定減対策

査定を防ぐには，査定の内容を分析・整理し，その情報を次回の請求に確実に生かしていく工夫が必要となる。資料の作成は，基本的に事務の仕事となる。

1 査定の集計（科別集計）と査定率の算出

図表19のような集計表で当月の査定率を算出する。科別に算出すること，過誤調整分を加えることがポイントといえる。過誤調整分は，当月査定分とともに送られてきたものが対象となる。

より詳しい分析としては，査定分，過誤調整分を項目別に分類して，項目ごとの査定状況を分析する。さらに，これらの経時的推移がわかる表を添付する。

2 査定資料の配布

毎月末に前々月請求分に対する査定分が，支払基金・国保連合会より送られてくる。当月分の請求で忙しい時期であるが，査定事項をホットに有効に生かすために

は，その査定内容をただちに編集して各担当に配布する。それにより，当月のレセプト点検に役立てることをはかる。手順は図表20のとおり。

3 査定内容の分析

査定分に関してはすべてを分析するのが望ましいが，現実的にはかなりむずかしい。ただし，①とくに問題とすべき内容を含んだ査定分，②高額査定分，③担当医師より強い反応を得た査定分——については，査定内容を詳細に分析して，次回以降の請求に役立てる。

前項の「査定資料の配付」については，できるだけ早く情報を流すことが重要となる。

査定分析はそれ以降に行う。この査定分析は，院内の審査委員会の資料として用い，再審査請求の可否の資料ともする。分析で取りあげる内容の例を示すと，図表21のとおり。

図表19 診療科別査定集計表例

	当月査定分			過誤調整分			当月請求分		査定率
診療科	件数	点数A	金額	件数	点数B	金額	件数	請求点数C	（A＋B)/C
⋮									⋮
合　計									

※当月分の査定率は（A/C）で，当月処理分の過誤調整の査定率は（B/C）で算出する。

図表20　査定資料配布の手順

① 査定内容を科別に分類する
② とくに高額な査定分については，付せん，マーカーをつけ強調する
③ ①，②を経た内容をコピーして事務担当者に渡し，活用をうながす
④ ①，②を経た内容をコピーして各科医師に配布する。できるだけすべての担当科医師に配布する
⑤ 高額査定分については，必ず担当医師に渡るように工夫する

図表21　査定分析の内容

科別	患者氏名	請求点数	減点点数	本件査定率	本件日当点＝点／日
生年月日	入院期間あるいは外来の区分			再審査の有無→再審査する・再審査しない	
項目の記載					
本件に添付された症状詳記の記載					
査定の推測　→事務側で推測できる内容を記載する。内容により担当医と相談する					
査定の検証・対策　→事務側で検証・対策を考える。内容により担当医と相談する					
再審査対応　→再審査の対応として，どのような点を症状詳記するかの内容を記載する　　　　　　内容によっては院内審査委員会で決定する					

再審査請求と院内保険審査委員会の活用

図表22　院内審査委員会

① 院内審査委員会では，査定・過誤の報告，査定内容の分析，再審査請求レセプトの決定，再審査結果の報告　をする
② 審査委員会の構成メンバーの選定　→科別の担当医師（全科），薬剤部，資材部，医事担当事務など
③ 審査委員会の委員長は院長が望ましい

図表23　再審査請求

① 該当レセプトの抽出（検討の段階で抽出しておく）〔再出力〕
② 関連書類の整理
③ 参考資料の添付
④ ①～③を整理して，担当医師に再審査請求のための症状詳記を依頼
⑤ 再審査の記録／結果の記録
⑥ 再審査結果について院内審査委員会に報告
⑦ 再審査結果について担当医師へのフィードバック

ランクアップ！

70歳以上の一部負担金

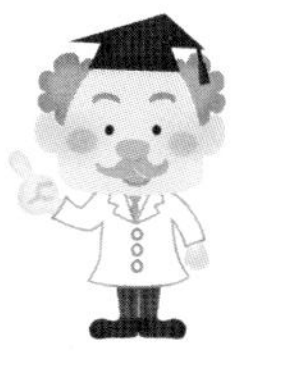

所得によって負担金が変わるね

　2008年４月，後期高齢者医療制度が創設され，70歳以上の被保険者および被扶養者については，原則８割給付（窓口負担２割），また75歳以上は９割給付（窓口負担１割）になりました。加えて，2022年10月１日より，75歳以上については「課税所得が28万円以上」かつ「年金収入＋その他の合計所得」が単身世帯で200万円以上（複数世帯の場合は320万円以上）の一定以上の所得のある方は８割給付（窓口負担２割）になります。ただし，現役並み所得者（国民健康保険および後期高齢者医療にあっては課税所得が年額145万円以上，70～74歳の健康保険加入者については標準報酬月額28万円以上）の方は７割給付（窓口負担３割）です。

図表25　再審査等請求書（国保例）（都道府県により差異あり）

再　審　査　請　求

年　　月分

記号・番号		保険者名		
患者氏名		生年月日	ＭＴＳＨＲ　年　　月	入・外
査定内容				
意見欄				
診療科	科	担当医師	印	

図表26　院内審査の方法と手順

① 査定情報を関連部署に流す
② 事務点検　→医師点検依頼のためのコメント添付
③ 院内審査期間（点検期間）の確定／期限を設ける
④ 医師点検～診療科担当医自身によるチェック
⑤ 診療科主任担当医による再チェック
⑥ 回収　→事務再点検＝コメント添付の点検ポイント確認
⑦ 症状詳記を読む　→必要な場合は，医師に再度確認（疑問点の確認）
⑧ レセプト集計／提出
⑨ 査定・返戻の分析・考察・次回への申し送り
⑩ 院内審査委員会の設営
⑪ 院内審査委員会での再審査有無の協議　→再審査レセプトの決定
⑫ 担当医師による再審査請求のための症状詳記等の記載
⑬ 再審査請求　→再審査の記録／結果の記録　→院内審査委員会に結果報告　→担当医師へのフィードバック

図表24　再審査等請求書（社保例）

令和　　年　　月　　日

＿＿＿＿社会保険診療報酬支払基金　御中

保健医療機関等の
所在地及び名称
施設者氏名
電話番号

再　審　査　等　請　求　書

下記理由により，診療報酬等明細書を　再審査／取下げ　願います。

未就学者

1	点数表	1 医科　3 歯科　4 調剤　5 施設　6 訪問	医療機関等コード		旧総合病院 診療科
2	診療年月　年　月	請求(調整)年月　年　月	明細書区分　1 単独　2 併用　3 後期	1 本人入院　2 本人外来　3 未就学者入院　4 未就学者外来　5 家族入院　6 家族外来　7 高齢入院8割　8 高齢外来8割　9 高齢入院7割　0 高齢外来7割	再審査等対象種別　1 一次審査　2 調剤審査　3 再審査
3	再審査等対象種別が調剤審査のとき，「相手方薬局」	薬局コード	（府県　　）		
		薬局名称			
4	保険者番号		記号・番号	・	
5	公費負担者番号　市町村番号		受給者番号		
6	フリガナ		生年月日		写の有無
	患者氏名		1 明治　2 大正　3 昭和　4 平成	年　月　日	1 有・2 無
7	請求点数（金額）　点(円)	薬剤一部負担金　円	一部負担金　円		
	食事・生活療養請求金額　円	標準負担金　円	取下げ理由		
8	No.	減点点数（金額）	減点事由及び箇所	減点内容	
	①	点(円)			
	②				
	③				

請求理由

再審査の結果，下記のとおり決定します。

No	結果	原審理由	摘要
1	復活・原審		
2	復活・原審		
3	復活・原審		

備考							
基金使用欄	増減点	請求理由	整理	請求数	処理	診療科	再々診

参　　考

■明細書略号一覧（明細書記載要領「別表Ⅳ」より抜粋）

	「初診」欄	
A000	時間外加算の特例	特
A000	小児科を標榜する保険医療機関における夜間加算の特例	小特夜
A000	小児科を標榜する保険医療機関における休日加算の特例	小特休
A000	小児科を標榜する保険医療機関における深夜加算の特例	小特深
A000	夜間・早朝等加算	夜早
A000	外来感染対策向上加算	初感
A000	連携強化加算	初連
A000	サーベイランス強化加算	初サ

	「再診」欄	
A001	再診料の注3に規定する2つ目の診療科において再診	複再
A001	夜間・早朝等加算	夜早
A001	時間外対応加算1	時外1
A001	時間外対応加算2	時外2
A001	時間外対応加算3	時外3
A001	明細書発行体制等加算	明
A001	地域包括診療加算1	再包1
A001	地域包括診療加算2	再包2
A001	認知症地域包括診療加算1	再認包1
A001	認知症地域包括診療加算2	再認包2
A001	地域包括診療加算又は認知症地域包括診療加算の薬剤適正使用連携加算	薬適連
A001	外来感染対策向上加算	再感
A001	連携強化加算	再連
A001	サーベイランス強化加算	再サ
A001 A002	時間外加算の特例	特
A001 A002	小児科を標榜する保険医療機関における夜間加算の特例	小特夜
A001 A002	小児科を標榜する保険医療機関における休日加算の特例	小特休
A001 A002	小児科を標榜する保険医療機関における深夜加算の特例	小特深

	「入院」欄	
A100	一般病棟入院基本料／急性期一般入院基本料の急性期一般入院料1	急一般1
A100	一般病棟入院基本料／急性期一般入院基本料の急性期一般入院料2	急一般2
A100	一般病棟入院基本料／急性期一般入院基本料の急性期一般入院料3	急一般3
A100	一般病棟入院基本料／急性期一般入院基本料の急性期一般入院料4	急一般4
A100	一般病棟入院基本料／急性期一般入院基本料の急性期一般入院料5	急一般5
A100	一般病棟入院基本料／急性期一般入院基本料の急性期一般入院料6	急一般6
A100	一般病棟入院基本料／地域一般入院基本料の地域一般入院料1	地一般1
A100	一般病棟入院基本料／地域一般入院基本料の地域一般入院料2	地一般2
A100	一般病棟入院基本料／地域一般入院基本料の地域一般入院料3	地一般3

	「入院」欄 「入院基本料・加算」の項	
A100 A102 A103 A106	一般病棟入院基本料，結核病棟入院基本料，精神病棟入院基本料又は障害者施設等入院基本料について，月平均夜勤時間72時間の要件を満たさない	夜減
A100 A101 A106 A108 A109	一般病棟入院基本料，療養病棟入院基本料，障害者施設等入院基本料，有床診療所入院基本料又は有床診療所療養病床入院基本料を算定している患者について，重症児（者）受入連携加算	重受連
A100	一般病棟入院基本料の救急・在宅等支援病床初期加算	病初
A100 A104 A105	特定機能病院入院基本料の一般病棟又は専門病院入院基本料を算定している患者について，看護必要度加算3	看必3
A200	総合入院体制加算1	総入体1
A200	総合入院体制加算2	総入体2
A200	総合入院体制加算3	総入体3
A204	地域医療支援病院入院診療加算	地入診
A204-2	臨床研修病院入院診療加算	臨修
A204-3	紹介受診重点医療機関入院診療加算	紹入診
A205	救急医療管理加算1	救医1
A205	救急医療管理加算2	救医2
A205	救急医療管理加算の乳幼児加算	乳救医
A205	救急医療管理加算の小児加算	小救医
A205-2	超急性期脳卒中加算	超急
A205-3	妊産婦緊急搬送入院加算	妊搬
A206	在宅患者緊急入院診療加算	在緊
A207	診療録管理体制加算1	録管1
A207	診療録管理体制加算2	録管2
A207-2	医師事務作業補助体制加算1（15対1）	医1の15
A207-2	医師事務作業補助体制加算1（20対1）	医1の20
A207-2	医師事務作業補助体制加算1（25対1）	医1の25
A207-2	医師事務作業補助体制加算1（30対1）	医1の30
A207-2	医師事務作業補助体制加算1（40対1）	医1の40
A207-2	医師事務作業補助体制加算1（50対1）	医1の50
A207-2	医師事務作業補助体制加算1（75対1）	医1の75
A207-2	医師事務作業補助体制加算1（100対1）	医1の100
A207-2	医師事務作業補助体制加算2（15対1）	医2の15
A207-2	医師事務作業補助体制加算2（20対1）	医2の20
A207-2	医師事務作業補助体制加算2（25対1）	医2の25
A207-2	医師事務作業補助体制加算2（30対1）	医2の30
A207-2	医師事務作業補助体制加算2（40対1）	医2の40
A207-2	医師事務作業補助体制加算2（50対1）	医2の50
A207-2	医師事務作業補助体制加算2（75対1）	医2の75
A207-2	医師事務作業補助体制加算2（100対1）	医2の100
A207-3	25対1急性期看護補助体制加算（看護補助者5割以上）	急25上
A207-3	25対1急性期看護補助体制加算（看護補助者5割未満）	急25
A207-3	50対1急性期看護補助体制加算	急50
A207-3	75対1急性期看護補助体制加算	急75
A207-3	夜間30対1急性期看護補助体制加算	夜30
A207-3	夜間50対1急性期看護補助体制加算	夜50
A207-3	夜間100対1急性期看護補助体制加算	夜100
A207-3	急性期看護補助体制加算の夜間看護体制加算	急夜看
A207-4	看護職員夜間12対1配置加算1	看職12夜1

A207-4	看護職員夜間12対1配置加算2	看職12夜2
A207-4	看護職員夜間16対1配置加算1	看職16夜1
A207-4	看護職員夜間16対1配置加算2	看職16夜2
A208	乳幼児加算	乳
A208	幼児加算	幼
A210	難病患者等入院診療加算	難入
A210	二類感染症患者入院診療加算	二感入
A211	特殊疾患入院施設管理加算	特疾
A212	超重症児（者）入院診療加算	超重症
A212	準超重症児（者）入院診療加算	準超重症
A212	救急・在宅重症児（者）受入加算	救在重受
A213	看護配置加算	看配
A214	看護補助加算1	補1
A214	看護補助加算2	補2
A214	看護補助加算3	補3
A214	夜間75対1看護補助加算	夜75補
A214	看護補助加算の夜間看護体制加算	夜看補
A214	看護補助加算の看護補助体制充実加算1	補看充1
A214	看護補助加算の看護補助体制充実加算2	補看充2
A219	療養環境加算	環境
A220	HIV感染者療養環境特別加算	感染特
A220-2	特定感染症患者療養環境特別加算の「1」個室加算	個室
A220-2	特定感染症患者療養環境特別加算の「2」陰圧室加算	陰圧
A221	重症者等療養環境特別加算	重境
A221-2	小児療養環境特別加算	小環特
A224	無菌治療室管理加算1	無菌1
A224	無菌治療室管理加算2	無菌2
A225	放射線治療病室管理加算1	放室1
A225	放射線治療病室管理加算2	放室2
A226-2	緩和ケア診療加算	緩和
A226-2	緩和ケア診療加算の小児加算	小緩和
A226-2	緩和ケア診療加算の個別栄養食事管理加算	栄養緩和
A226-2	医療を提供しているが，医療資源の少ない地域であって，施設基準の要件が緩和された緩和ケア診療加算	緩和地域
A230-4	精神科リエゾンチーム加算	精リエ
A231-2	強度行動障害入院医療管理加算	強行
A231-3	依存症入院医療管理加算	依存
A231-4	摂食障害入院医療管理加算	摂障
A232の1	がん診療連携拠点病院加算	がん診
A232の2	小児がん拠点病院加算	小児がん
A233-2	栄養サポートチーム加算	栄サ
A233-2	医療を提供しているが，医療資源の少ない地域であって，施設基準の要件が緩和された栄養サポートチーム加算	栄サ地域
A233-2	歯科医師連携加算	歯連
A234	医療安全対策加算1	安全1
A234	医療安全対策加算2	安全2
A234	医療安全対策地域連携加算1	安全地連1
A234	医療安全対策地域連携加算2	安全地連2
A234-2	感染対策向上加算1	感向1
A234-2	感染対策向上加算2	感向2
A234-2	感染対策向上加算3	感向3
A234-2	指導強化加算	感指
A234-2	連携強化加算	感連

A234-2	サーベイランス強化加算	感サ
A234-3	患者サポート体制充実加算	患サポ
A234-4	重症患者初期支援充実加算	重支
A234-5	報告書管理体制加算	報管
A236	梅毒ハイリスク患者ケア加算	梅ハイ
A236	医療を提供しているが，医療資源の少ない地域であって，施設基準の要件が緩和された梅毒ハイリスク患者ケア加算	梅ハ地域
A236-2	ハイリスク妊娠管理加算	ハイ妊娠
A237	ハイリスク分娩管理加算	ハイ分娩
A237	地域連携分娩管理加算	地分娩
A242	呼吸ケアチーム加算	呼ケア
A242-2	術後疼痛管理チーム加算	術疼管
A243	後発医薬品使用体制加算1	後使1
A243	後発医薬品使用体制加算2	後使2
A243	後発医薬品使用体制加算3	後使3
A244	病棟薬剤業務実施加算1	病薬実1
A244	病棟薬剤業務実施加算2	病薬実2
A245	データ提出加算1	デ提1
A245	データ提出加算2	デ提2
A245	データ提出加算3	デ提3
A245	データ提出加算4	デ提4
A246	入退院支援加算1	入退支1
A246	入退院支援加算2	入退支2
A246	入退院支援加算3	入退支3
A246	地域連携診療計画加算	地連診計
A246	医療を提供しているが，医療資源の少ない地域であって，施設基準の要件が緩和された入退院支援加算2	入退支地域
A246	小児加算	入退支小
A246	入院時支援加算1	入入支1
A246	入院時支援加算2	入入支2
A247	認知症ケア加算1	認ケア1
A247	認知症ケア加算2	認ケア2
A247	認知症ケア加算3	認ケア3
A247	認知症ケア加算1，2の100分の60に相当する点数	認ケア1減 認ケア2減
A247-2	せん妄ハイリスク患者ケア加算	セハイ
A248	精神疾患診療体制加算1	精疾診1
A248	精神疾患診療体制加算2	精疾診2
A250	薬剤総合評価調整加算	薬総評加
A251	排尿自立支援加算	排自
A252	地域医療体制確保加算	地医体

「医学管理」欄

B000	特定疾患療養管理料	特
B000	特定疾患療養管理料（情報通信機器を用いて行った場合）	情特
B001の1	ウイルス疾患指導料1	ウ1
B001の1	ウイルス疾患指導料2	ウ2
B001の1	ウイルス疾患指導料1（情報通信機器を用いて行った場合）	情ウ1
B001の1	ウイルス疾患指導料2（情報通信機器を用いて行った場合）	情ウ2
B001の2	特定薬剤治療管理料1	薬1
B001の2	特定薬剤治療管理料2	薬2
B001の3	悪性腫瘍特異物質治療管理料	悪
B001の4	小児特定疾患カウンセリング料	小児特定

B001の5	小児科療養指導料	小児療養
B001の5	小児科療養指導料の人工呼吸器導入時相談支援加算	人呼支援
B001の5	小児科療養指導料（情報通信機器を用いて行った場合）	情小児療
B001の6	てんかん指導料	てんかん
B001の6	てんかん指導料（情報通信機器を用いて行った場合）	情てんかん
B001の7	難病外来指導管理料	難病
B001の7	難病外来指導管理料の人工呼吸器導入時相談支援加算	人呼支援
B001の7	難病外来指導管理料（情報通信機器を用いて行った場合）	情難病
B001の8	皮膚科特定疾患指導管理料（Ⅰ）	皮膚（Ⅰ）
B001の8	皮膚科特定疾患指導管理料（Ⅱ）	皮膚（Ⅱ）
B001の8	皮膚科特定疾患指導管理料（Ⅰ）（情報通信機器を用いて行った場合）	情皮膚（Ⅰ）
B001の8	皮膚科特定疾患指導管理料（Ⅱ）（情報通信機器を用いて行った場合）	情皮膚（Ⅱ）
B001の9	外来栄養食事指導料1（初回の指導を対面で行った場合）	外栄初対1
B001の9	（同上）（初回の指導を情報通信機器等を用いて行った場合）	外栄初情1
B001の9	（同上）（2回目以降の指導を対面で行った場合）	外栄2対1
B001の9	（同上）（2回目以降の指導を情報通信機器等を用いて行った場合）	外栄2情1
B001の9	外来栄養食事指導料2（初回の指導を対面で行った場合）	外栄初対2
B001の9	（同上）（初回の指導を情報通信機器等を用いて行った場合）	外栄初情2
B001の9	（同上）（2回目以降の指導を対面で行った場合）	外栄2対2
B001の9	（同上）（2回目以降の指導を情報通信機器等を用いて行った場合）	外栄2情2
B001の9	外来栄養食事指導料（注3に規定する専門の管理栄養士が指導した場合）	外栄専
B001の10	入院栄養食事指導料1	入栄1
B001の10	入院栄養食事指導料2	入栄2
B001の11	集団栄養食事指導料	集栄
B001の12	心臓ペースメーカー指導管理料	ペ
B001の12	心臓ペースメーカー指導管理料の導入期加算	導入期
B001の13	在宅療養指導料	在宅指導
B001の14	高度難聴指導管理料	高難
B001の15	慢性維持透析患者外来医学管理料	慢透
B001の15	慢性維持透析患者外来医学管理料の腎代替療法実績加算	腎代替
B001の16	喘息治療管理料1	喘息1
B001の16	喘息治療管理料2	喘息2
B001の17	慢性疼痛疾患管理料	疼痛
B001の18	小児悪性腫瘍患者指導管理料	小児悪腫
B001の18	小児悪性腫瘍患者指導管理料（情報通信機器を用いて行った場合）	情小児悪腫
B001の20	糖尿病合併症管理料	糖
B001の21	耳鼻咽喉科特定疾患指導管理料	耳鼻
B001の22	がん性疼痛緩和指導管理料	がん
B001の22	がん性疼痛緩和指導管理料を算定している患者に対して小児加算	小児
B001の22	がん性疼痛緩和指導管理料（情報通信機器を用いて行った場合）	情がん
B001の23	がん患者指導管理料イ	が指イ
B001の23	がん患者指導管理料ロ	が指ロ
B001の23	がん患者指導管理料ハ	が指ハ
B001の23	がん患者指導管理料ニ	が指ニ
B001の23	がん患者指導管理料イ（情報通信機器を用いて行った場合）	情が指イ
B001の23	がん患者指導管理料ロ（情報通信機器を用いて行った場合）	情が指ロ
B001の23	がん患者指導管理料ハ（情報通信機器を用いて行った場合）	情が指ハ
B001の23	がん患者指導管理料ニ（情報通信機器を用いて行った場合）	情が指ニ
B001の24	外来緩和ケア管理料	外緩
B001の24	外来緩和ケア管理料を算定している患者に対して小児加算	小児
B001の24	外来緩和ケア管理料（情報通信機器を用いて行った場合）	情外緩
B001の24	医療を提供しているが，医療資源の少ない地域であって，施設基準の要件が緩和された外来緩和ケア管理料	緩ケ地域
B001の25	移植後患者指導管理料の臓器移植後の場合	臓移
B001の25	移植後患者指導管理料の造血幹細胞移植後の場合	造移
B001の25	移植後患者指導管理料の臓器移植後の場合（情報通信機器を用いて行った場合）	臓移
B001の25	移植後患者指導管理料の造血幹細胞移植後の場合（情報通信機器を用いて行った場合）	造移
B001の26	植込型輸液ポンプ持続注入療法指導管理料	植ポ
B001の26	植込型輸液ポンプ持続注入療法指導管理料の導入期加算	導入期
B001の27	糖尿病透析予防指導管理料	透予
B001の27	糖尿病透析予防指導管理料の高度腎機能障害患者指導加算	腎機能
B001の27	医療を提供しているが，医療資源の少ない地域であって，施設基準の要件が緩和された糖尿病透析予防指導管理料	透予地域
B001の27	糖尿病透析予防指導管理料（情報通信機器を用いて行った場合）	情透予
B001の27	医療を提供しているが，医療資源の少ない地域であって，施設基準の要件が緩和された糖尿病透析予防指導管理料（情報通信機器を用いて行った場合）	情透予地域
B001の28	小児運動器疾患指導管理料	小運動
B001の29	乳腺炎重症化予防ケア・指導料	乳腺ケア
B001の30	婦人科特定疾患治療管理料	婦特
B001の31	腎代替療法指導管理料	腎代指
B001の31	腎代替療法指導管理料（情報通信機器を用いて行った場合）	情腎代指
B001の32	一般不妊治療管理料	一妊
B001の33	生殖補助医療管理料	生補
B001の34	二次性骨折予防継続管理料	骨継
B001の35	アレルギー性鼻炎免疫療法治療管理料	アレ免
B001の36	下肢創傷処置管理料	下創
B001の37	慢性腎臓病透析予防指導管理料	慢腎透
B001の37	情報通信機器を用いて慢性腎臓病透析予防指導管理料を算定した場合	情慢腎透
B001-2	小児科外来診療料の「1」院外処方の「イ」初診	児外初
B001-2	小児科外来診療料の「1」院外処方の「ロ」再診	児外再

B001-2	小児科外来診療料の「2」院内処方の「イ」初診	児内初
B001-2	小児科外来診療料の「2」院内処方の「ロ」再診	児内再
B001-2	小児科外来診療料において初診料，再診料又は外来診療料の時間外加算	外
B001-2	小児科外来診療料において初診料，再診料又は外来診療料の休日加算	休
B001-2	小児科外来診療料において初診料，再診料又は外来診療料の深夜加算	深
B001-2	小児科外来診療料において初診料，再診料又は外来診療料の時間外加算の特例	特
B001-2	小児科外来診療料において初診料，再診料又は外来診療料の小児科を標榜する保険医療機関における夜間加算の特例	特夜
B001-2	小児科外来診療料において初診料，再診料又は外来診療料の小児科を標榜する保険医療機関における休日加算の特例	特休
B001-2	小児科外来診療料において初診料，再診料又は外来診療料の小児科を標榜する保険医療機関における深夜加算の特例	特深
B001-2	小児科外来診療料の小児抗菌薬適正使用支援加算	小抗菌
B001-2-2	地域連携小児夜間・休日診療料	地域小児
B001-2-3	乳幼児育児栄養指導料	乳栄
B001-2-3	乳幼児育児栄養指導料（情報通信機器を用いて行った場合）	情乳栄
B001-2-4	地域連携夜間・休日診療料	地域夜休
B001-2-5	院内トリアージ実施料	トリ
B001-2-6	夜間休日救急搬送医学管理料	救搬
B001-2-7	外来リハビリテーション診療料1	外リ1
B001-2-7	外来リハビリテーション診療料2	外リ2
B001-2-8	外来放射線照射診療料	外放
B001-2-8	外来放射線照射診療料の100分の50に相当する点数	外放減
B001-2-9	地域包括診療料1	地包1
B001-2-9	地域包括診療料2	地包2
B001-2-9	地域包括診療料の薬剤適正使用連携加算	薬適連
B001-2-10	認知症地域包括診療料1	認地包1
B001-2-10	認知症地域包括診療料2	認地包2
B001-2-10	認知症地域包括診療料の薬剤適正使用連携加算	薬適連
B001-2-11	小児かかりつけ診療料の「1」院外処方の初診	児か外初1
B001-2-11	小児かかりつけ診療料の「1」院外処方の再診	児か外再1
B001-2-11	小児かかりつけ診療料の「1」院内処方の初診	児か内初1
B001-2-11	小児かかりつけ診療料の「1」院内処方の再診	児か内再1
B001-2-11	小児かかりつけ診療料の「2」院外処方の初診	児か外初2
B001-2-11	小児かかりつけ診療料の「2」院外処方の再診	児か外再2
B001-2-11	小児かかりつけ診療料の「2」院内処方の初診	児か内初2
B001-2-11	小児かかりつけ診療料の「2」院内処方の再診	児か内再2
B001-2-11	小児かかりつけ診療料の小児抗菌薬適正使用支援加算	小抗菌
B001-2-12	外来腫瘍化学療法診療料1（抗悪性腫瘍剤を投与した場合）	外化投1

B001-2-12	外来腫瘍化学療法診療料1（抗悪性腫瘍剤の投与その他必要な治療管理を行った場合）	外化管1
B001-2-12	外来腫瘍化学療法診療料2（抗悪性腫瘍剤を投与した場合）	外化投2
B001-2-12	外来腫瘍化学療法診療料2（抗悪性腫瘍剤の投与その他必要な治療管理を行った場合）	外化管2
B001-2-12	外来腫瘍化学療法診療料3（抗悪性腫瘍剤を投与した場合）	外化投3
B001-2-12	外来腫瘍化学療法診療料3（抗悪性腫瘍剤の投与その他必要な治療管理を行った場合）	外化管3
B001-2-12	外来腫瘍化学療法診療料の連携充実加算	連充
B001-3	生活習慣病管理料（I）の1	生1脂
B001-3	生活習慣病管理料（I）の2	生1高
B001-3	生活習慣病管理料（I）の3	生1糖
B001-3 B001-3-3	生活習慣病管理料の外来データ提出加算	外デ
B001-3-2	ニコチン依存症管理料1	ニコ1
B001-3-2	ニコチン依存症管理料2	ニコ2
B001-3-2	ニコチン依存症管理料の100分の70に相当する点数	ニコ減
B001-3-3	生活習慣病管理料（II）	生2
B001-3-3	血糖自己測定指導加算	自指加
B001-3-3	情報通信機器を用いて生活習慣病管理料（II）を算定した場合	情生2
B001-4	手術前医学管理料	手前
B001-5	手術後医学管理料	手後
B001-6	肺血栓塞栓症予防管理料	肺予
B001-7	リンパ浮腫指導管理料	リ
B001-8	臍ヘルニア圧迫指導管理料	臍へ
B001-9	療養・就労両立支援指導料	就労
B001-9	療養・就労両立支援指導料の相談支援加算	就労相談
B001-9	療養・就労両立支援指導料（情報通信機器を用いて行った場合）	情就労
B002	開放型病院共同指導料（I）	開I
B003	開放型病院共同指導料（II）	開II
B004	退院時共同指導料1	退共1
B004	退院時共同指導料1を算定している患者に対して特別管理指導加算	特管
B005	退院時共同指導料2	退共2
B005	退院時共同指導料2の退院後の在宅療養を担う保険医療機関の保険医と共同して指導	2者共
B005	退院時共同指導料2の多機関共同指導加算	多共
B005-1-2	介護支援等連携指導料	介連
B005-1-3	介護保険リハビリテーション移行支援料	介リ支
B005-4	ハイリスク妊産婦共同管理料（I）	ハイI
B005-5	ハイリスク妊産婦共同管理料（II）	ハイII
B005-6	がん治療連携計画策定料の「1」	がん策1
B005-6	がん治療連携計画策定料の「2」	がん策2
B005-6	がん治療連携計画策定料の「2」（情報通信機器を用いて行った場合）	情がん策2
B005-6-2	がん治療連携指導料	がん指
B005-6-3	がん治療連携管理料の「1」	がん管1
B005-6-3	がん治療連携管理料の「2」	がん管2
B005-6-3	がん治療連携管理料の「3」	がん管3
B005-6-4	外来がん患者在宅連携指導料	外がん連
B005-6-4	外来がん患者在宅連携指導料（情報通信機器を用いて行った場合）	情外がん連
B005-7	認知症専門診断管理料の「1」	認管1
B005-7	認知症専門診断管理料の「2」	認管2

B005-7-2	認知症療養指導料1	認指1
B005-7-2	認知症療養指導料2	認指2
B005-7-2	認知症療養指導料3	認指3
B005-7-3	認知症サポート指導料	認サ
B005-8	肝炎インターフェロン治療計画料	肝計
B005-8	肝炎インターフェロン治療計画料（情報通信機器を用いて行った場合）	情肝計
B005-9	外来排尿自立指導料	外排自
B005-10	ハイリスク妊産婦連携指導料1	ハイ妊連1
B005-10-2	ハイリスク妊産婦連携指導料2	ハイ妊連2
B005-11	遠隔連携診療料（診断を目的とする場合）	遠連診
B005-11	遠隔連携診療料（その他の場合）	遠連他
B005-12	こころの連携指導料（Ⅰ）	こ連Ⅰ
B005-13	こころの連携指導料（Ⅱ）	こ連Ⅱ
B006	救急救命管理料	救
B006-3	退院時リハビリテーション指導料	退リハ
B007	退院前訪問指導料	退前
B007-2	退院後訪問指導料	退後
B007-2	退院後訪問指導料の訪問看護同行加算	退訪同
B008	薬剤管理指導料の「1」	薬管1
B008	薬剤管理指導料の「2」	薬管2
B008	薬剤管理指導料の麻薬管理指導加算	麻加
B008-2	薬剤総合評価調整管理料	薬総評管
B008-2	薬剤総合評価調整管理料（情報通信機器を用いて行った場合）	情薬総評管
B009	診療情報提供料（Ⅰ）	情Ⅰ
B009	診療情報提供料（Ⅰ）の「注8」に規定する加算	情Ⅰ退
B009	診療情報提供料（Ⅰ）のハイリスク妊婦紹介加算	情Ⅰ妊
B009	診療情報提供料（Ⅰ）の認知症専門医療機関紹介加算	情Ⅰ認紹
B009	診療情報提供料（Ⅰ）の認知症専門医療機関連携加算	情Ⅰ認連
B009	診療情報提供料（Ⅰ）の精神科医連携加算	情Ⅰ精
B009	診療情報提供料（Ⅰ）の肝炎インターフェロン治療連携加算	情Ⅰ肝
B009	診療情報提供料（Ⅰ）の歯科医療機関連携加算1	情Ⅰ歯1
B009	診療情報提供料（Ⅰ）の歯科医療機関連携加算2	情Ⅰ歯2
B009	診療情報提供料（Ⅰ）の地域連携診療計画加算	情地連診
B009	診療情報提供料（Ⅰ）の療養情報提供加算	情療養
B009	診療情報提供料（Ⅰ）の検査・画像情報提供加算	情検画
B009-2	電子的診療情報評価料	電診情評
B010	診療情報提供料（Ⅱ）	情Ⅱ
B010-2	診療情報連携共有料	情共
B011	連携強化診療情報提供料	連情
B011-3	薬剤情報提供料	薬情
B011-3	薬剤情報提供料の手帳記載加算	手帳
B011-4	医療機器安全管理料	医機安
B011-5	がんゲノムプロファイリング評価提供料	がんゲ評
B012	傷病手当金意見書交付料	傷
B012	傷病手当金意見書交付料を遺族等に対して意見書を交付	相続
B013	療養費同意書交付料	療

B014	退院時薬剤情報管理指導料	退薬
B014	退院時薬剤情報管理指導料の退院時薬剤情報連携加算	退薬連
B015	精神科退院時共同指導料1	精退共1
B015	精神科退院時共同指導料2	精退共2

「検査・病理」欄 （検査）

D005	特殊染色加算	特染
D009の9	前立腺癌の確定診断がつかず前立腺特異抗原（PSA）を2回以上算定	未確
D014の24	関節リウマチの確定診断がつかず抗シトルリン化ペプチド抗体定性又は定量を2回以上算定	未確
D018	嫌気性培養加算	嫌培
D025	基本的検体検査実施料	基検
D026	尿・糞便等検査判断料	判尿
D026	遺伝子関連・染色体検査判断料	判遺
D026	血液学的検査判断料	判血
D026	生化学的検査（Ⅰ）判断料	判生Ⅰ
D026	生化学的検査（Ⅱ）判断料	判生Ⅱ
D026	免疫学的検査判断料	判免
D026	微生物学的検査判断料	判微
D026	検体検査管理加算（Ⅰ）	検管Ⅰ
D026	検体検査管理加算（Ⅱ）	検管Ⅱ
D026	検体検査管理加算（Ⅲ）	検管Ⅲ
D026	検体検査管理加算（Ⅳ）	検管Ⅳ
D026	国際標準検査管理加算	国標
D026	遺伝カウンセリング加算	遺伝
D026	遺伝性腫瘍カウンセリング加算	遺伝腫
D026	骨髄像診断加算	骨診
D027	基本的検体検査判断料	判基
D205	呼吸機能検査等判断料	判呼
D206	血管内超音波検査加算	血超
D206	血管内光断層撮影加算	血光断
D206	冠動脈血流予備能測定検査加算	冠血予
D206	血管内視鏡検査加算	血内
D206	心腔内超音波検査加算	心超
D215-2	肝硬度測定を3月に2回以上	複肝
D215-3	超音波エラストグラフィーを3月に2回以上	複エ
D217	大腿骨同時撮影加算	腿撮
D238	脳波検査判断料1	判脳1
D238	脳波検査判断料2	判脳2
D241	神経・筋検査判断料	判神
D256	広角眼底撮影加算	広眼
D294	ラジオアイソトープ検査判断料	判ラ
D306 D308 D310 D312 D313	粘膜点墨法加算	墨
D306 D308 D313 D317 D317-2	狭帯域光強調加算	狭光
D415	経気管肺生検法のガイドシース加算	ガ
D415	経気管肺生検法のCT透視下気管支鏡検査加算	CT気

第1節 第1款 通則1	時間外緊急院内検査加算	緊検
第1節 第1款 通則3	外来迅速検体検査加算	外迅検
第3節内 視鏡検査 通則1	超音波内視鏡検査加算	超内
「画像診断」欄		
第4部	電子画像管理加算（エックス線診断料，核医学診断料又はコンピューター断層撮影診断料）	電画
第4部	別の保険医療機関と共同でCT又はMRIを利用している保険医療機関が，当該機器を利用してコンピューター断層撮影	画診共同
第4部 通則3	時間外緊急院内画像診断加算	緊画
第4部 通則4	写真診断について，画像診断管理加算1	写画1
第4部 通則4	基本的エックス線診断について，画像診断管理加算1	基画1
第4部 通則4	核医学診断について，画像診断管理加算1	核画1
第4部 通則4	コンピューター断層診断について，画像診断管理加算1	コ画1
第4部 通則5	核医学診断について，画像診断管理加算2	核画2
第4部 通則5	コンピューター断層診断について，画像診断管理加算2	コ画2
第4部 通則5	核医学診断について，画像診断管理加算3	核画3
第4部 通則5	コンピューター断層診断について，画像診断管理加算3	コ画3
E004	基本的エックス線診断料	基エ
「投薬」欄		
F100	特定疾患処方管理加算	特処
F100	抗悪性腫瘍剤処方管理加算	抗悪
F100	外来後発医薬品使用体制加算1	外後使1
F100	外来後発医薬品使用体制加算2	外後使2
F100	外来後発医薬品使用体制加算3	外後使3
F100	向精神薬調整連携加算	向調連
F500	院内製剤加算	院
「その他」欄　（院外処方）		
F400	特定疾患処方管理加算	特処
F400	抗悪性腫瘍剤処方管理加算	抗悪
F400	一般名処方加算1	一般1
F400	一般名処方加算2	一般2
F400	向精神薬調整連携加算	向調連
「注射」欄		
第6部 通則6	外来化学療法加算1	化1
第6部 通則6	外来化学療法加算2	化2
第6部 通則7	バイオ後続品導入初期加算	バイオ
G004 G005	点滴注射及び中心静脈注射に係る血漿成分製剤加算	血漿
G020	無菌製剤処理料の「1」	菌1

G020	無菌製剤処理料の「2」	菌2
G020	無菌製剤処理料の「1」を算定した場合であって，閉鎖式接続器具を使用した場合	菌1器具
「処置」欄・「手術・麻酔」欄		
第9部 通則5 第10部 通則12 第11部 通則3	処置，手術又は麻酔の時間外加算	外
	処置，手術又は麻酔の休日加算	休
	処置，手術又は麻酔の深夜加算	深
	処置，手術又は麻酔の時間外加算の特例	特外
第10部 通則14	「複数手術に係る費用の特例を定める件」（平成30年厚生労働省告示第72号）に規定する複数手術	（併施）
第10部 通則7	手術の1,500g未満の児加算	未満
第10部 通則8 第11部 通則2	手術の幼児（3歳以上6歳未満）加算 麻酔の幼児（1歳以上3歳未満）加算	幼
第11部 通則2	麻酔の未熟児加算	未
第9部 第1節 第10部 通則7 第11部 通則2	処置の新生児加算 手術の新生児（1,500g未満の児を除く）加算 麻酔の新生児加算	新
第9部 第1節 第10部 通則8	処置の乳幼児（6歳未満）加算 手術の乳幼児（3歳未満）加算	乳幼
J038	人工腎臓の透析液水質確保加算	水
J038 J038-2	人工腎臓又は持続緩徐式血液濾過の障害者等加算	障
K014	皮膚移植術（生体・培養）	膚
K514-6	生体部分肺移植術	肺
K697-5	生体部分肝移植	肝
K780-2	生体腎移植術	腎
K920-2	輸血管理料Ⅰ	輸管Ⅰ
K920-2	輸血管理料Ⅱ	輸管Ⅱ
K922	造血幹細胞移植のうち同種移植	造
第11部 通則2	麻酔の乳児加算	乳
L009	麻酔管理料（Ⅰ）	麻管Ⅰ
L010	麻酔管理料（Ⅱ）	麻管Ⅱ
「検査・病理」欄　（病理）		
N002	免疫染色（免疫抗体法）病理組織標本作製について，確定診断のために4種類以上の抗体を用いた免疫染色が必要な患者に対して，標本作製を実施	4免
N006	病理診断料の組織診断料	判組診
N006	病理診断料の細胞診断料	判細診
N006	病理診断管理加算1	病管1
N006	病理診断管理加算2	病管2
N007	病理判断料	判病判

※略号については，複初 等と四角囲みをし記載することとするが，電子計算機の場合は，□に代えて（ ）等を使用して記載することも差し支えない。

※複数の略号を組み合わせて所定点数を算出する場合は，それぞれの略号を連記する。

■処方箋・カルテ等における略称

略　称	意味／正式名称	略　称	意味／正式名称
分 3，3×，3× tgl，auf 3，t.d.s.	いずれも 1 日 3 回に分けて服用の意	塩プロ	塩酸プロカイン
1 W	1 週間分	塩モヒ	塩酸モルヒネ
(1 - 1 - 2)	朝 1 錠(包)，昼 1 錠(包)，夜 2 錠(包) を服用	塩リモ	塩酸リモナーデ
		R	リンゲル液
3×v.d.E.（3×v)	1 日 3 回に分けて，食前に	EM	エリスロマイシン
3×n.d.E.（3×n)	1 日 3 回に分けて，食後に	SM	硫酸ストレプトマイシン
		果	果糖
3×z.d.E.（3×z)	1 日 3 回に分けて，食間に	カナマイ	カナマイシン
		カマ	酸化マグネシウム
5 st× 4	5 時間ごとに 1 日 4 回服用	強ミノ C	強力ネオミノファーゲン C
6 st× 4 × 3 TD	6 時間ごとに 1 日 4 回 3 日分	KM	硫酸カナマイシン
×10	10 倍散（レセプトには 10%と記載）	サリソ	サリチル酸ナトリウム
×100	100 倍散（レセプトには 1 %と記載）	ザルベ	軟膏
A	管（アンプル）	ジギ	ジギタリス
Add	「加える」の意	重ソ	炭酸水素ナトリウム
b. i. d.	1 日 2 回に分けて服用	臭曹	臭化ナトリウム
b. i. n.	夜中 2 回	ストマイ	ストレプトマイシン
C(Cap)	カプセル	生食	生理食塩水
Q.O.D., dieb. alt.	隔日に服用	単舎	単シロップ
DIV	点滴静脈内注射（点滴注射）	タンナルビン	タンニン酸アルブミン
do	「同上」の意	胎ホル（HCG）	胎盤性性腺刺激ホルモン
G(Granule)	顆粒	ツボクラ	塩化ツボクラリン
h. s., v. d. S	就眠時に服用	ニコアミ	ニコチン酸アミド
IVH	中心静脈栄養法	ネオ M	ネオフィリン M 注射液
IM	筋肉内注射	ネオスチ	メチル硫酸ネオスチグミン
Inj	注射	ハイポ	チオ硫酸ナトリウム
IP	腹腔内注射	ピオクタニン	塩化メチルロザニリン
IV	静脈内注射	ビカ	炭酸水素ナトリウム
n. d. E.(pc)	食後に	ヒコアト	オキシコドン・アトロピン
Oh	1 時間ごとに	ビタカン	ビタカンファー
o. m.	毎朝	プロテスホル	プロピオン酸テストステロン
omn. bin	2 時間ごとに	ボール水	ホウサン水
omn. hor	毎時（omn. 2 hr なら 2 時間ごとに）	PC	ペニシリン
P	何回分，何包ということ	ミョウバン	硫酸アルミニウムカリウム
Pil	丸薬	モヒ	塩酸モルヒネ
prn	必要に応じて	輸チト	輸血用クエン酸ナトリウム
Pulv	粉末	硫アト	硫酸アトロピン
q.d.	1 日 1 回	硫キ	硫酸キニーネ
qid	1 日 4 回	硫ク	硫酸マグネシウム
q.wk	1 週 1 回	流パラ	流動パラフィン
q.2h	2 時間ごとに	硫麻	硫酸マグネシウム
Rp	処方の冒頭に書く「処方せよ」の意	リンコデ	リン酸コデイン
S(Syr)	シロップ	Aq	注射用（蒸留）水
SC	皮下注射	B_1	塩酸チアミン（ビタミン B_1 剤）
sofort v. d. E.	食直前に服用	B_2	リボフラビン（ビタミン B_2 剤）
sofort n. d. E.	食直後に服用	B_6	塩酸ピリドキシン（ビタミン B_6 剤）
Sol	溶液	B_{12}	シアノコバラミン（ビタミン B_{12} 剤）
Suppo, Supp.	坐剤	C	アスコルビン酸（ビタミン C 剤）
T(Tab)	錠剤	G	ブドウ糖注射液
TD, T	何日分（錠剤の「T」とは位置により見分ける）	IN(A)H	イソニコチン酸ヒドラジド
		Ins	インスリン
tid	1 日 3 回	PTU	プロピルチオウラシル
TR	ツベルクリン反応	V. M	バイオマイシン
Ung	軟膏		
V	瓶（バイアル）		
v.d.E.(ac)	食前に		
z.d.E.	食間に		
【医薬品】			
アセコリ	塩化アセチルコリン		
アトモヒ	モルヒネ・アトロピン		
アンナカ	安息香酸ナトリウムカフェイン		
エピレナ	エピネフリン		
エフェド	塩酸エフェドリン		
エルゴメ	マレイン酸エルゴメトリン		
塩カル	塩化カルシウム		
塩コカ	塩酸コカイン		
塩ナト	塩化ナトリウム		

■検査の略称（診療報酬明細書記載上の略称）

略　称	正式名称	略　称	正式名称
インピーダンス／コマク	鼓膜音響インピーダンス検査	APTT	活性化部分トロンボプラスチン時間
エストロ半定量	エストロゲン半定量	ASE	溶連菌エステラーゼ抗体
エストロ定量	エストロゲン定量	ASK （定性）	抗ストレプロキナーゼ（定性）
眼底血圧	網膜中心血管圧測定	ASK （半定量）	抗ストレプロキナーゼ（半定量）
矯正	矯正視力検査	ASO （定性）	抗ストレプトリジンO定性
凝固	全血凝固時間	ASO （半定量）	抗ストレプトリジンO半定量
頸管スメア	子宮頸管粘液採取	ASO （定量）	抗ストレプトリジンO定量
抗CLβ_2GPI	抗カルジオリピンβ_2グリコプロテインI複合体抗体	ASP	連鎖球菌多糖体抗体
語音	標準語音聴力検査	AST	アスパラギン酸アミノトランスフェラーゼ
ゴナド	ゴナドトロピン	AST・アイソ	ASTアイソザイム
残気	機能的残気量測定	AT活性	アンチトロンビン活性
自記オージオ	自記オージオメーターによる聴力検査	AT抗原	アンチトロンビン抗原
出血	出血時間	B-～	血液検査
純音	標準純音聴力検査	B-A	動脈血採取
心カテ	心臓カテーテル法による諸検査	BAP	骨型アルカリホスファターゼ
心外膜マッピング	心外膜興奮伝播図	B-C	血液採取（静脈血以外,耳朶・指尖等）
スリットM(前眼部)	細隙燈顕微鏡検査(前眼部)	B-Echo	エステル型コレステロール
スリットM (前眼部及び後眼部)	細隙燈顕微鏡検査（前眼部及び後眼部）	B-Pl	血小板数
		B-Tcho	総コレステロール
PLA$_2$	ホスフォリパーゼA$_2$	B-TP	総蛋白
精眼圧	精密眼圧測定	B-V	静脈血採取
精眼底	精密眼底検査	B-像（自動機械法）	末梢血液像（自動機械法）
精眼筋	眼筋機能精密検査および幅輳検査	B-像（鏡検法）	末梢血液像（鏡検法）
精視野	精密視野検査	B-タン分画	蛋白分画
像（自動機械法）	末梢血液像（自動機械法）	BBT	基礎体温
像（鏡検法）	末梢血液像（鏡検法）	BFP	塩基性フェトプロテイン
タン分画	蛋白分画	BiL／総	総ビリルビン
腟スメア	腟脂膏顕微鏡標本作製	BiL／直	直接ビリルビン
ツ反	ツベルクリン反応	BMG, β_2-m	β_2-マイクログロブリン
トレッドミル／フカ	トレッドミルによる負荷心機能検査	BMR	基礎代謝測定
尿カテ	尿管カテーテル法（ファイバースコープによるもの）	BP	血圧
		BS	血糖,グルコール
肺気分画	肺気量分画測定	BS-～	血清検査
プレグナ	プレグナンジオール	BSP	ブロムサルファレイン試験（肝機能テスト）
ヘパトグラム	肝血流量	BT	出血時間
卵管通過	卵管通気・通水・通色素検査	BT	血液型
両視機能	両眼視機能精密検査	BUN	尿素窒素
涙液	涙液分泌機能検査	BW	ワッセルマン反応（血液）
レチクロ	網赤血球数	CA19-9	糖鎖抗原19-9
1,5-AG	1,5-アンヒドロ-D-グルシトール	cAMP	サイクリックAMP
1,25(OH)$_2$D$_3$	1,25-ジヒドロキシビタミンD$_3$	C-PTHrP	副甲状腺ホルモン関連蛋白
5-HIAA	5-ハイドロキシインドール酢酸	CAP	システインアミノペプチダーゼ
11-OHCS	11-ハイドロキシコルチコステロイド	CAT	幼児児童用絵画統覚検査
17-KGS	17-ケトジェニックステロイド	CBC	全血球計算
17-KGS分画	17-ケトジェニックステロイド分画	Ccr	クレアチニンクリアランステスト
17-KS分画	17-ケトステロイド分画	CEA	癌胎児性抗原
17α-OHP	17α-ヒドロキシプロゲステロン	CH$_{50}$	血清補体価
ABO	ABO血液型	ChE	コリンエステラーゼ
ACE	アンギオテンシンI転換酵素	CIE	二次元交叉免疫電気泳動法
ACG	心尖（窩）拍動図	CIE, CIEP	免疫電気向流法
ACP	酸ホスファターゼ	CK	クレアチンキナーゼ
ACTH	副腎皮質刺激ホルモン	CK-MB	クレアチンキナーゼMB型アイソザイム測定
ADA（AD）	アデノシンデアミナーゼ		
ADNaseB	抗デオキシリボヌクレアーゼB	CK・アイソ	CKアイソザイム
AFP	α-フェトプロテイン	CPR	C-ペプチド
Alb	アルブミン	CPT	寒冷昇圧試験
Ald	アルドステロン	CRA	網膜中心動脈
ALP	アルカリホスファターゼ	CRE	クレアチニン
ALP・アイソ	ALPアイソザイム	CRP	C反応性蛋白
ALT	アラニンアミノトランスフェラーゼ	CRP定性	C反応性蛋白定性
Amy	アミラーゼ	CVP	中心静脈圧測定
Amy・アイソ	アミラーゼ・アイソザイム	D-Bil	直接ビリルビン
ANA（蛍光抗体法）	抗核抗体（蛍光抗体法）	DBT	深部体温計による深部体温測定
ANP	心房性Na利尿ペプチド	DNA	デオキシリボ核酸
		DLco	肺拡散能力検査
		E-～	内視鏡検査

略　称	正式名称	略　称	正式名称
E-関節	関節鏡検査	HBc, HBs	B型肝炎ウイルス（HBV）の抗体検査
E-胸腔	胸腔鏡検査	HBD	オキシ酪酸脱水素酵素測定
E-クルド	クルドスコピー	HBE	ヒス束心電図
E-コルポ	コルポスコピー	Hb	血色素測定
E-喉頭	喉頭鏡検査	HbA1c	ヘモグロビンA1c
E-喉頭直達	喉頭直達鏡検査	HbF	ヘモグロビンF
E-直腸	直腸鏡検査	HBV	B型肝炎ウイルス
E-腹	腹腔鏡検査	HCG-β	ヒト絨毛性ゴナドトロピン-βサブユニット
E-ヒステロ	ヒステロスコピー	HCG 定性	ヒト絨毛性ゴナドトロピン定性
E-鼻咽	鼻咽腔直達鏡検査	HCG 半定量	ヒト絨毛性ゴナドトロピン半定量
E, Z, Uro	蛋白，糖，ウロビリノゲン	HCG 定量	ヒト絨毛性ゴナドトロピン定量
ECG	心電図検査	低単位 HCG	低単位ヒト絨毛性ゴナドトロピン
ECG 携	ホルター型心電図検査	HCt	ヘマトクリット値
ECG フカ	負荷心電図検査	HCV	C型肝炎ウイルス，C型肝炎ウイルス
Echo（EC）	エステル型コレステロール		（HCV）の抗体検査
ECLIA	電気化学発光免疫測定法	HDL-Ch	HDL-コレステロール
EEG	脳波検査	HDV 抗体価	デルタ肝炎ウイルス抗体
EF-〜	ファイバースコープ検査	HGF	肝細胞増殖因子
EF-胃・十二指腸	胃・十二指腸ファイバースコピー	HI	赤血球凝集抑制反応
EF-嗅裂	嗅裂部ファイバースコピー	HPL	ヒト胎盤性ラクトーゲン
EF-喉頭	喉頭ファイバースコピー	HPT	ヘパプラスチンテスト
EF-十二指腸	十二指腸ファイバースコピー	HPV	ヒト乳頭腫ウイルス
EF-小腸	小腸ファイバースコピー	Ht	ヘマトクリット値
EF-食道	食道ファイバースコピー	HVA	ホモバニリン酸・ホモバニール酸
EF-胆道	胆道ファイバースコピー	IAHA	免疫粘着赤血球凝集反応
EF-中耳	中耳ファイバースコピー	IAP	免疫抑制酸性蛋白測定
EF-直腸	直腸ファイバースコピー	IEP	血漿蛋白免疫電気泳動法検査
EF-腹	腹腔ファイバースコピー	IF	免疫蛍光法
EF-鼻咽	鼻咽腔ファイバースコピー	Ig	免疫グロブリン
EF-ブロンコ	気管支ファイバースコピー	sIL-2R	可溶性インターロイキン-2レセプター
EF-副鼻腔	副鼻腔入口部ファイバースコピー	IRMA	免疫放射定量法
EF-膀胱尿道	膀胱尿道ファイバースコピー	L-CAT	レシチン・コレステロール・アシルトラン
EIA	酵素免疫測定法		スフェラーゼ
ELISA	固相酵素免疫測定法	LAP	ロイシンアミノペプチダーゼ
EKG	心電図検査	LAT（LA）	ラテックス凝集法
EMG	筋電図検査	LD	乳酸デヒドロゲナーゼ
ENG	電気眼振図（エレクトロレチノグラム）	LD・アイソ	LD・アイソザイム
EOG	眼球電位図	LH	黄体形成ホルモン
ERG	網膜電位図	LPIA	ラテックス凝集法
ESR	赤血球沈降速度	MAO	モノアミンオキシダーゼ
EVC	呼気肺活量	Mb定性	ミオグロビン定性
E₂	エストラジオール	Mb定量	ミオグロビン定量
E₃	エストリオール	MED	最小紅斑量測定
F-〜	糞便検査	MMF	最大中間呼気速度
F-集卵	虫卵検出（集卵法）（糞便）	MMPI	ミネソタ多相（多面的）人格（検査）表
F-塗	糞便塗抹顕微鏡検査	MVV	最大換気量測定
FA	蛍光抗体法	NAG	N-アセチルグルコサミニダーゼ（尿）
FANA	蛍光抗体法による抗核抗体検査	NEFA	遊離脂肪酸
FDP	フィブリン・フィブリノゲン分解産物	NH₃	アンモニア
Fe	鉄	NPN	残余窒素測定
FECG	胎児心電図	OHCS	ハイドロキシコルチコステロイド
FIA	蛍光免疫測定法	OGTT	経口ブドウ糖負荷試験
FSH	卵胞刺激ホルモン	P-〜	リン（無機リン，リン酸）
FTA-ABS 試験	梅毒トレポネーマ抗体	P-〜	穿刺，穿刺液検査
FT₃	遊離トリヨードサイロニン	P-関節	関節穿刺
FT₄	遊離サイロキシン	P-上ガク洞	上顎洞穿刺
F-U	便ウロビリノゲン	P-ダグラス	ダグラス窩穿刺
G-6-Pase	グルコース-6-ホスファターゼ	PAP	前立腺酸ホスファターゼ抗原
G-〜	胃液検査	PBI	蛋白結合沃素測定
G-胃液	胃液一般検査	PBS	末梢血液像
GFR	糸球体濾過値測定	PC テスト	ペニシリン皮内反応
GH	成長ホルモン	PCG	心音図検査
GITT	耐糖能精密検査	PEF	肺機能検査
GL	グルコース（血糖）	PF	P-F スタディ
GPB	グラム陽性桿菌	PF₃	血小板第3因子
GTT	糖負荷試験	PF₄	血小板第4因子
GU	グアナーゼ	PgR	プロジェステロンレセプター
HA	赤血球凝集反応	PH	プロリルヒドロキシラーゼ

略　称	正式名称
PK	ピルビン酸キナーゼ
PL-～	脳脊髄液検査
PL-検	髄液一般検査
PL-トウ	髄液糖定量
Pl	血小板数
POA	膵癌胎児性抗原
PRA	レニン活性
PRL	プロラクチン
PSP	色素排泄試験
PSTI	膵分泌性トリプシンインヒビター
PT	プロトロンビン時間
PTH	副甲状腺ホルモン
PTHrP	副甲状腺ホルモン関連蛋白
R	赤血球数
RA テスト	ラテックス凝集反応リウマチ因子検出検査
RBC	赤血球数
RBP	レチノール結合蛋白
Ret	網赤血球数
RF	リウマトイド因子
RF半定量	リウマトイド因子半定量
RF定量	リウマトイド因子定量
RIA	ラジオイムノアッセイ，放射性免疫測定法
RLP-C	レムナント様リポ蛋白コレステロール
RSV 抗原	RS ウイルス抗原定性
S-～	細菌検査
S-M	排泄物，滲出物，分泌物の細菌顕微鏡検査（その他のもの）
S-暗視野	排泄物，滲出物，分泌物の細菌顕微鏡検査（暗視野顕微鏡）
S-位相差 M	排泄物，滲出物，分泌物の細菌顕微鏡検査（位相差顕微鏡）
S-蛍光 M	排泄物，滲出物，分泌物の細菌顕微鏡検査（蛍光顕微鏡）
S-同定	細菌培養同定検査
S-培	簡易培養
S-ディスク	細菌薬剤感受性検査
S-薬剤感受性	細菌薬剤感受性検査
SA	赤血球膜シアル酸
SAA	血清アミロイド A 蛋白
SCC	扁平上皮癌関連抗原
SLX	シアリル Le^x_i 抗原
Sm-Ig	B細胞表面免疫グロブリン
SP-A	肺サーファクタント蛋白-A（羊水）
T-Bil	総ビリルビン
T-～	病理組織検査
T-M	病理組織標本作製
T-M／OP	術中迅速病理組織標本作製
TAT	トロンビン・アンチトロンビン複合体
TBA	胆汁酸

略　称	正式名称
TBC	サイロキシン結合能
TBG	サイロキシン結合グロブリン
Tcho（T-C）	総コレステロール
TDH	腸炎ビブリオ耐熱性溶血毒
TdT	ターミナルデオキシヌクレオチジルトランスフェラーゼ
TG	中性脂肪（トリグリセライド）
TIA	免疫比濁法
TIBC	総鉄結合能
TK 活性	デオキシチミジンキナーゼ活性
TL	総脂質測定
TP	総蛋白
TPA	組織ポリペプタイド抗原
TR, TuR	ツベルクリン反応
TSH	甲状腺刺激ホルモン
TTD	一過性閾値上昇検査
TTT	チモール混濁反応
T_3	トリヨードサイロニン
T_4	サイロキシン
U-～	尿検査
U-インジカン	インジカン（尿）
U-ウロ	ウロビリノゲン（尿）
U-検	尿中一般物質定性半定量検査
U-ジアゾ	ジアゾ反応
U-タン	尿蛋白
U-沈（鏡検法）	尿沈渣（鏡検法）
U-沈	尿沈渣（フローサイトメトリー法）
U-沈／染色	尿沈渣染色標本
U-デビス	デビス癌反応検査
U-トウ	尿グルコース
U-ミロン	Millon反応
UA	尿酸
UCG	心臓超音波検査（心エコー図）
UIBC	不飽和鉄結合能
UN（BUN）	尿素窒素
VCG	ベクトル心電図
VMA	バニールマンデル酸
W	白血球
WBC	白血球数
Z	糖
Zn	血清亜鉛測定
ZTT	硫酸亜鉛試験
α_1-AT	α_1-アンチトリプシン
α_2-MG	α_2-マクログロブリン
β-LP	β-リポ蛋白
β_2-m	β_2-マイクログロブリン
γ-GT	γ-グルタミルトランスペプチターゼ
γ-GT・アイソ	γ-GTアイソザイム

■画像診断の略称

略　称	画像診断方法名
アンギオグラフィー（AG）	血管撮（造）影
エンツェファログラフィー	気脳法または脳写。脳脊髄腔の造影剤使用撮影
キモグラフ	動態撮影
スポット撮影（SP）	狙撃撮影
トモグラフィー（トモ）	断層撮影
バリウム透視	造影剤使用消化管透視診断
ピエログラフィー	造影剤使用の腎盂撮影
ブロンコ	気管支造影
ポリゾ	重複撮影
ミエログラフィー（ミエロ）	脊髄造影撮影
リンフォグラフィー	造影剤使用リンパ管撮影
ACG	血管心臓造影法
AG	血管撮（造）影（アンギオグラフィー），動脈撮影
angio	血管造影
AOG	大動脈造影
BAG	上腕動脈造影
BE	注腸造影
CAG	脳血管撮影
	冠動脈造影，冠状動脈血管造影
	頸動脈撮影，頸動脈造影
CECT	造影CT
CG	膀胱造影
CT	コンピューター断層撮影
CUG	膀胱尿道造影
DCG	膀胱二重造影
DIC	点滴静注胆管・胆嚢造影
DIP（DIVP）	点滴静注腎盂造影
DSA	デジタルサブストラクション血管造影法
Disco	椎間板造影法
Enema	注腸造影
ERCG	内視鏡的逆行性膵胆管造影
ERCP	内視鏡の逆行性胆管膵管造影
ERP	内視鏡の逆行性膵管造影
HDG	低緊張性十二指腸造影
HSG	子宮卵管造影
Hystero	子宮卵管造影
IA-DSA	動脈内デジタルサブストラクション血管造影法
IC	経口胆嚢造影
IP（IVP）	経静脈性腎盂造影
IVC	経静脈性胆管（胆嚢）造影
IVCG	下大動脈造影，下大静脈造影
IV-DSA	経静脈性デジタルサブストラクション血管造影法
IVU	静脈性尿路造影法

略　称	画像診断方法名
KUB	腎臓，尿管，膀胱を含むエックス線撮影
Kymo	動態撮影
LW-X-P	腰椎撮影
MAMMO	乳房撮影
MCG	排尿時膀胱エックス線造影
MLG	脊髄腔造影
MRI	磁気共鳴画像診断法
Myelo	脊髄造影法
NG	腎造影
OCG	経口胆嚢造影撮影法
PAG	骨盤動脈造影・肺血管造影
PECT	ポジトロン放出断層撮影
PEG	脳室撮影・気脳造影法
PET	ポジトロン断層撮影
Pneumo	関節空気造影法
Polyso	重複撮影
PP	腹腔気体造影
PRP	後腹膜気体造影
PTC	経皮の胆嚢胆道造影
PTP	経皮経肝門脈造影法
PTU	単純尿路エックス線撮影
PVG	気脳室撮影法
RAG	腎動脈造影法
RCT	RIコンピューター断層撮影法
RP	逆行性腎盂造影（尿管カテーテル法）
RPP	逆行性気体性腎盂造影撮影法
RTV	エックス線テレビジョン
RVG	右室造影
SAB	選択的肺胞気管支造影
SCAG	選択的腹腔動脈造影
SIMA	選択的下腸間膜造影
SMAG	上腸間膜動脈造影
SP	スポット撮影
SPECT	単光子射出コンピューター断層撮影
SRA	選択的腎動脈造影
SSMA	選択的上腸間膜造影
STEREO	立体撮影（ステレオ撮影）
SVA	選択的臓器動脈造影撮影法
SVCG	上大動脈造影
Tomo	断層撮影，トモグラフ
UCG	経尿道の膀胱造影
UG（OG）	尿道造影撮影法
upper GI series	上部消化管造影
VAG	椎骨動脈造影法
VCG	排尿時膀胱造影
XCT	エックス線コンピューター断層撮影法
X-D（x-d）	エックス線透視診断
X-D（X-DL）	エックス線透視診断
X-P（x-p）	エックス線写真撮影
X-Ray	エックス線

〔著者略歴〕

大西正利
おお にし まさ とし

1968年4月　順天堂大学医学部附属順天堂医院勤務
1970年7月　河北総合病院医事課入職
1987年10月　同医事課課長
1992年10月　河北総合病院附属診療所・附属クリニック事務長
1996年4月　河北総合病院事務部特定専門職
2001年4月〜2014年3月　国際医療福祉大学医療福祉学部准教授

（日本病院会医事研究会　元委員長）
（国際医療管理専門学校　元講師）

著書
『診療報酬請求事務能力認定試験／受験対策と予想問題集』（医学通信社）2024（共著）

〔協　力〕

株式会社　ウォームハーツ
圓山研介（相模台病院患者総合相談室）

レセプト請求の全技術 2024-25年版
カルテ読解・点数算定・レセプト作成までの全要点

＊定価は裏表紙に
表示してあります

1998年6月25日　　第1版第1刷発行
2024年6月26日　　第15版第1刷発行

著者　大西正利
発行者　小野章
発行所　医学通信社

〒101-0051　東京都千代田区神田神保町2-6　十歩ビル
TEL　03-3512-0251（代表）
FAX　03-3512-0250（注文）
03-3512-0254（書籍の記述について
のお問い合わせ）

http://www.igakutushin.co.jp
※　弊社発行書籍の内容に関する追
加情報・訂正等を掲載しています。

表紙デザイン：冨澤　崇
印刷・製本：錦明印刷

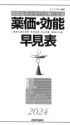

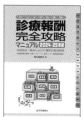
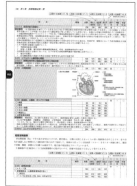

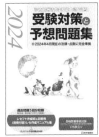
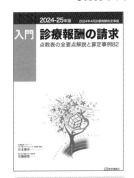
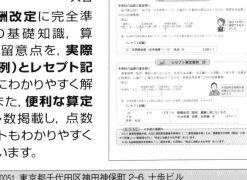

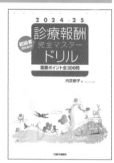

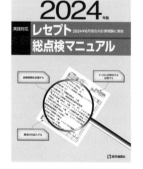

注 文 書

2024.6②

※この面を弊社宛にFAXして下さい。あるいはこのハガキをそのままご投函下さい。

医学通信社・直通FAX → 03-3512-0250

お客様コード		（わかる場合のみで結構です）

ご住所 〔ご自宅又は医療機関・会社等の住所〕	〒	電話番号	
お名前 〔ご本人又は医療機関等の名称・部署名〕	（フリガナ）	ご担当者	（法人・団体でご注文の場合）

〔送料〕1～9冊：100円×冊数，10冊以上何冊でも1,000円（消費税別）

書籍	ご注文部数	医療事務100問100答 2024年版 〔2024年4月刊〕	
診療点数早見表 2024年度版 〔2024年5月刊〕		入門・診療報酬の請求 2024-25年版 〔2024年7月刊予定〕	
DPC点数早見表 2024年度版 〔2024年5月刊〕		レセプト請求の全技術 2024-25年版 〔2024年6月刊〕	
薬価・効能早見表 2024年4月版 〔2024年4月刊〕		プロのレセプトチェック技術 2024-25年版 〔2024年8月刊予定〕	
受験対策と予想問題集 2024年版 〔2024年7月刊予定〕		在宅診療報酬Q＆A 2024-25年版 〔2024年8月刊予定〕	
診療報酬・完全攻略マニュアル 2024-25年版 〔2024年6月刊〕		労災・自賠責請求マニュアル 2024-25年版 〔2024年8月刊予定〕	
医療事務【実践対応】ハンドブック 2024年版 〔2024年5月刊〕		医師事務作業補助・実践入門BOOK 2024-25年版 〔2024年8月刊予定〕	
窓口事務【必携】ハンドブック 2024年版 〔2024年5月刊〕		"保険診療＆請求"ガイドライン 2024-25年版 〔2024年7月刊予定〕	
最新・医療事務入門 2024年版 〔2024年4月刊〕		介護報酬早見表 2024-26年版 〔2024年6月刊〕	
公費負担医療の実際知識 2024年版 〔2024年4月刊〕		介護報酬パーフェクトガイド 2024-26年版 〔2024年7月刊予定〕	
医療関連法の完全知識 2024年版 〔2024年6月刊〕		介護報酬サービスコード表 2024-26年版 〔2024年5月刊〕	
最新 検査・画像診断事典 2024-25年版 〔2024年5月刊〕		特定保険医療材料ガイドブック 2024年度版 〔2024年7月刊予定〕	
手術術式の完全解説 2024-25年版 〔2024年6月刊〕		標準・傷病名事典 Ver.4.0 〔2024年2月刊〕	
臨床手技の完全解説 2024-25年版 〔2024年6月刊〕		外保連試案 2024 〔2023年12月刊〕	
医学管理の完全解説 2024-25年版 〔2024年6月刊〕		診療情報管理パーフェクトガイド 2023年改訂新版 〔2023年9月刊〕	
在宅医療の完全解説 2024-25年版 〔2024年8月刊予定〕		【電子カルテ版】診療記録監査の手引き 〔2020年10月刊〕	
レセプト総点検マニュアル 2024年版 〔2024年6月刊〕		"リアル"なクリニック経営―300の鉄則 〔2020年1月刊〕	
診療報酬・完全マスタードリル 2024-25年版 〔2024年5月刊〕		医業経営を"最適化"させる38メソッド 2021年新版 〔2021年4月刊〕	
医療事務【BASIC】問題集 2024 〔2024年5月刊〕		（その他ご注文書籍）	

電子辞書BOX『GiGi-Brain』申込み　　※折返し，契約・ダウンロードのご案内をお送りいたします

☐ 『GiGi-Brain』を申し込む　　（□欄に∨を入れてください）

メールアドレス（必須）

『月刊／保険診療』申込み (番号・文字を○で囲んで下さい)　　※割引特典は支払い手続き時に選択できます

① 定期購読を申し込む 〔　　　　〕年〔　　　　〕月号から　　〔 1年 or 半年 〕

② 単品注文する （　　年　　月号　　冊）　　③『月刊／保険診療』見本誌を希望する (無料)

101-8795

308

（受取人）
東京都千代田区神田神保町 2-6
（十歩ビル）

医 学 通 信 社 行
TEL.03-3512-0251　FAX.03-3512-0250

【ご注文方法】
①裏面に注文冊数，氏名等をご記入の上，弊社宛に FAX して下さい。
　このハガキをそのまま投函もできます。
②電話(03-3512-0251)，HP でのご注文も承っております。
→振込用紙同封で書籍をお送りします。(書籍代と，別途送料がかかります。)
③または全国の書店にて，ご注文下さい。
(今後お知らせいただいたご住所宛に，弊社書籍の新刊・改訂のご案内をお送りい
　たします。)

※今後，発行してほしい書籍・CD-ROM のご要望，あるいは既存書籍へのご意見
　がありましたら，ご自由にお書きください。

R E C E I P T

2024-25 年版

・実例問題集・

レセプト請求の全技術

元・国際医療福祉大学 医療福祉学部准教授
大西正利
Masatoshi Oonishi

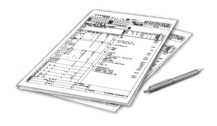

《解答用レセプト》

2024-25

医学通信社

診 療 報 酬 明 細 書
(医科入院外)　　令和　　　年　　　月分

	都道府県番号	医療機関コード		1 医科	1 社・国 2 公費	3 後期	1 単独 2 2 3 3	1 単独 2 併 3 併	2 本外 4 六外 6 家外	8 高外一 0 高外7

保険者番号		給付割合	10 9 8 7 ( )

公費負担者番号①		公費負担医療の受給者番号①	
公費負担者番号②		公費負担医療の受給者番号②	

被保険者証・被保険者手帳等の記号・番号		(枝番)

氏名	1男 2女　1明 2大 3昭 4平 5令　　　．　．　生

特 記 事 項

職務上の事由	1 職務上	2 下船後3月以内	3 通勤災害

保険医療機関の所在地及び名称

(　　床)

傷病名	(1) (2) (3)	診療開始日	(1)　　年　　月　　日 (2)　　年　　月　　日 (3)　　年　　月　　日	転帰	治ゆ　死亡　中止	診療実日数	保険　　　　日 公費①　　　日 公費②　　　日

⑪	初　診	時間外・休日・深夜	回	点	公費分点数
⑫ 再 診	再　　　　診	×	回		
	外来管理加算	×	回		
	時　間　外	×	回		
	休　　　　日	×	回		
	深　　　　夜	×	回		
⑬	医学管理				
⑭ 在 宅	往　　　　診		回		
	夜　　　　間		回		
	深夜・緊急		回		
	在宅患者訪問診療		回		
	そ　の　他				
	薬　　　剤				
⑳ 投 薬	㉑ 内　服 薬　剤		単位		
	調　剤	×	回		
	㉒ 屯服薬剤		単位		
	㉓ 外　用 薬　剤		単位		
	調　剤	×	回		
	㉕ 処　方	×	回		
	㉖ 麻　毒		回		
	㉗ 調　基				
㉚ 注 射	㉛ 皮下筋肉内		回		
	㉜ 静脈内		回		
	㉝ その他		回		
㊵ 処置			回		
	薬　　　剤				
㊿ 手術 麻酔			回		
	薬　　　剤				
⑥⓪ 検査 病理			回		
	薬　　　剤				
⑦⓪ 画像 診断			回		
	薬　　　剤				
⑧⓪ その他	処方箋		回		
	薬　　　剤				

療養の給付	保険	請　求	点	※決　定	点	一部負担金額　　　円
						減額　割(円)免除・支払猶予
	公費①		点	※	点	円
	公費②		点	※	点	円

※高額療養費　　　　円　　※公費負担点数　　点　　※公費負担点数　　点

- 2 -

診 療 報 酬 明 細 書
(医科入院外)　　令和　　年　　月分

都道府県番号　医療機関コード

	1	1 社・国	3 後期	1 単	独	2 本 外	8 高外一
	医科	2 公費		2 2	併	4 六 外	0 高外7
				3 3	併	6 家 外	

| 公費負担者番号① | | 公費負担医療の受給者番号① | | 保険者番号 | | | 給付割合 10 9 8 7 ( ) |
| 公費負担者番号② | | 公費負担医療の受給者番号② | | 被保険者証・被保険者手帳等の記号・番号 | | (枝番) | |

| 氏名 | 1男 2女　1明 2大 3昭 4平 5令　　．．　生 | 特記事項 | 保険医療機関の所在地及び名称 | |
| 職務上の事由 | 1 職務上　2 下船後3月以内　3 通勤災害 | | | (　　床) |

| 傷病名 | (1)　(2)　(3) | 診療開始日 | (1)　年　月　日　(2)　年　月　日　(3)　年　月　日 | 転帰 | 治ゆ 死亡 中止 | 診療実日数 | 保険 日 公費① 日 公費② 日 |

⑪	初 診	時間外・休日・深夜 回 点		公費分点数
⑫ 再診	再 診	× 回		
	外来管理加算	× 回		
	時 間 外	× 回		
	休 日	× 回		
	深 夜	× 回		
⑬	医学管理			
⑭ 在宅	往 診	回		
	夜 間	回		
	深夜・緊急	回		
	在宅患者訪問診療	回		
	そ の 他			
	薬 剤			
⑳ 投薬	㉑ 内服 薬 剤	単位		
	調 剤	× 回		
	㉒ 屯服 薬 剤	単位		
	㉓ 外用 薬 剤	単位		
	調 剤	× 回		
	㉕ 処 方	× 回		
	㉖ 麻 毒	回		
	㉗ 調 基			
㉚ 注射	㉛ 皮下筋肉内	回		
	㉜ 静 脈 内	回		
	㉝ そ の 他	回		
㊵ 処置		回		
	薬 剤			
㊿ 手術麻酔		回		
	薬 剤			
�60 検査病理		回		
	薬 剤			
⑦⓪ 画像診断		回		
	薬 剤			
⑧⓪ その他	処 方 箋	回		
	薬 剤			

療養の給付	保険	請 求 点	※決 定 点	一部負担金額 円
				減額 割(円)免除・支払猶予
	公費①	点	※ 点	円
	公費②	点	※ 点	円	※高額療養費 円	※公費負担点数 点	※公費負担点数 点

診療報酬明細書
（医科入院外）

令和　年　月分　都道府県番号　医療機関コード

1 医科	1 社・国　2 公費	3 後期	1 単独　2 2併　3 3併	2 本外　4 六外　6 家外	8 高外一　0 高外7

公費負担者番号①		公費負担医療の受給者番号①	
公費負担者番号②		公費負担医療の受給者番号②	

保険者番号		給付割合　10 9 8　7（　）
被保険者証・被保険者手帳等の記号・番号	（枝番）	

氏名	特記事項
1男 2女 1明 2大 3昭 4平 5令　.　.　生	
職務上の事由　1 職務上　2 下船後３月以内　3 通勤災害	

保険医療機関の所在地及び名称

（　床）

傷病名	（1） （2） （3）	診療開始日	（1）　年　月　日 （2）　年　月　日 （3）　年　月　日	転帰　治ゆ　死亡　中止	診療実日数　保険　日 公費①　日 公費②　日

区分	項目		公費分点数
⑪ 初診	時間外・休日・深夜	回　点	
⑫ 再診	再診	×　回	
	外来管理加算	×　回	
	時間外	×　回	
	休日	×　回	
	深夜	×　回	
⑬ 医学管理			
⑭ 在宅	往診	回	
	夜間	回	
	深夜・緊急	回	
	在宅患者訪問診療	回	
	その他		
	薬剤		
⑳ 投薬	㉑ 内服　薬剤	単位	
	㉑ 内服　調剤	×　回	
	㉒ 屯服薬剤	単位	
	㉓ 外用　薬剤	単位	
	㉓ 外用　調剤	×　回	
	㉕ 処方	×　回	
	㉖ 麻毒	回	
	㉗ 調基		
㉚ 注射	㉛ 皮下筋肉内	回	
	㉜ 静脈内	回	
	㉝ その他	回	
㊵ 処置		回	
	薬剤		
(50) 手術麻酔		回	
	薬剤		
(60) 検査病理		回	
	薬剤		
(70) 画像診断		回	
	薬剤		
(80) その他	処方箋	回	
	薬剤		

療養の給付	請求	※決定	一部負担金額			
保険	請求　点	※決定　点	一部負担金額　円 減額　割（円）免除・支払猶予			
公費①	点	※　点	円			
公費②	点	※　点	円	※高額療養費　円	※公費負担点数　点	※公費負担点数　点

診 療 報 酬 明 細 書

(医科入院外)　令和　　年　　月分

都道府県番号	医療機関コード		1 医科	1 社・国 2 公費	3 後期	1 単独 2 2 併 3 3 併	1 単独 2 併 3 3 併	2 本外 4 六外 6 家外	8 高外一 0 高外7

保険者番号					給付割合 10 9 8 7 ( )

被保険者証・被保険者手帳等の記号・番号　　　　　　　　（枝番）

公費負担者番号①
公費負担者番号②
公費負担医療の受給者番号①
公費負担医療の受給者番号②

氏名　1男 2女　1明 2大 3昭 4平 5令　　．．生

職務上の事由　1 職務上　2 下船後3月以内　3 通勤災害

特記事項

保険医療機関の所在地及び名称

（　　床）

傷病名
(1)
(2)
(3)

診療開始日
(1)　年　月　日
(2)　年　月　日
(3)　年　月　日

転帰　治ゆ　死亡　中止

診療実日数
保険　　　日
公費①　　日
公費②　　日

⑪ 初　診	時間外・休日・深夜　回　点	公費分点数	
⑫ 再診	再　　　診　　　×　　　回		
	外来管理加算　　×　　　回		
	時　間　外　　×　　　回		
	休　　　日　　×　　　回		
	深　　　夜　　×　　　回		
⑬ 医学管理			
⑭ 在宅	往　　　診　　　　　回		
	夜　　　間　　　　　回		
	深夜・緊急　　　　　回		
	在宅患者訪問診療　　回		
	そ　の　他		
	薬　　　剤		
⑳ 投薬	㉑ 内服 ｛薬　剤　　　　単位		
	｛調　剤　×　　　回		
	㉒ 屯服薬剤　　　　　単位		
	㉓ 外用 ｛薬　剤　　　　単位		
	｛調　剤　×　　　回		
	㉕ 処　方　　　×　　　回		
	㉖ 麻　毒　　　　　　回		
	㉗ 調　基		
㉚ 注射	㉛ 皮下筋肉内　　　　回		
	㉜ 静　脈　内　　　　回		
	㉝ そ　の　他　　　　回		
㊵ 処置	回		
	薬　　　剤		
㊿ 手術麻酔	回		
	薬　　　剤		
⑥⓪ 検査病理	回		
	薬　　　剤		
⑦⓪ 画像診断	回		
	薬　　　剤		
⑧⓪ その他	処　方　箋　　　　　回		
	薬　　　剤		

療養の給付	保険	請　求　　　　点	※決　定　　　　点	一部負担金額　　円
				減額　割(円)免除・支払猶予
	公費①	点	※　　　　点	円
	公費②	点	※　　　　点	円

※高額療養費　　　円　※公費負担点数　点　※公費負担点数　点

診療報酬明細書
（医科入院）

令和　年　月分　都道府県番号　医療機関コード

1 医科	1 社・国 2 公 費	3 後 期	1 単 独 2 2 併 3 3 併	1 本 入 3 六 入 5 家 入	7 高入一 9 高入 7

公費負担者番号①		公費負担医療の受給者番号①	
公費負担者番号②		公費負担医療の受給者番号②	

保険者番号		給付割合	10 9 8 7（ ）
被保険者証・被保険者手帳等の記号・番号	（枝番）		

区分　精神　結核　療養	特　記　事　項
氏名　1男 2女 1明 2大 3昭 4平 5令　．　．　生	
職務上の事由　1 職務上　2 下船後3月以内　3 通勤災害	

保険医療機関の所在地及び名称

傷病名	（1） （2） （3）	診療開始日	（1）　年　月　日 （2）　年　月　日 （3）　年　月　日	転帰	治ゆ　死亡　中止
診療実日数	保険　日 公費①　日 公費②　日				

⑪ 初　診	時間外・休日・深夜　回　点	公費分点数	
⑬ 医学管理			
⑭ 在　宅			
⑳ 投薬	㉑ 内　服　単位 ㉒ 屯　服　単位 ㉓ 外　用　単位 ㉔ 調　剤　日 ㉖ 麻　毒　日 ㉗ 調　基		
㉚ 注射	㉛ 皮下筋肉内　回 ㉜ 静 脈 内　回 ㉝ そ の 他　回		
㊵ 処置	回 薬　剤		
(50) 手術・麻酔	回 薬　剤		
(60) 検査・病理	回 薬　剤		
(70) 画像診断	回 薬　剤		
(80) その他	薬　剤		
(90) 入院	入院年月日　年　月　日 病　診　(90) 入院基本料・加算　点 ×　日間 ×　日間 ×　日間 ×　日間 ×　日間 (92) 特定入院料・その他		

※高額療養費　円	※公費負担点数　点	
	※公費負担点数　点	
(97) 食事・生活　基準　円 × 回	基準（生）　円×　回	
特別　円 × 回	特別（生）　円×　回	
食堂　円 × 日		
環境　円 × 日	減・免・猶・Ⅰ・Ⅱ・3月超	

療養の給付	請　求	※決　定	負担金額	食事・生活療養	回	請　求	※決　定	（標準負担額）
保険	点	点	円 減額　割（円）免除・支払猶予	保険	回	円	円	円
公費①	点	※　点	円	公費①	回	円	※　円	円
公費②	点	※　点	円	公費②	回	円	※　円	円

（摘要欄続き）

診療報酬明細書
(医科入院)

令和　　　年　　　月分　都道府県番号　医療機関コード _____

	1 医科	1 社・国 2 公費	3 後期	1 単独 2 2併 3 3併	1 本入 3 六入 5 家入	7 高入一 9 高入7

公費負担者番号①		公費負担医療の受給者番号①		保険者番号			給付割合 10 9 8 7 ( )
公費負担者番号②		公費負担医療の受給者番号②		被保険者証・被保険者手帳等の記号・番号			（枝番）

区分	精神　結核　療養		特記事項	保険医療機関の所在地及び名称
氏名	1男 2女　1明 2大 3昭 4平 5令　　．　．　生			
	職務上の事由　1 職務上　2 下船後3月以内　3 通勤災害			

傷病名	(1) (2) (3)	診療開始日	(1)　　年　　月　　日 (2)　　年　　月　　日 (3)　　年　　月　　日	転帰	治ゆ 死亡 中止	診療実日数	保険　　日 公費①　　日 公費②　　日

⑪ 初　診	時間外・休日・深夜　回　　　点	公費分点数	
⑬ 医学管理			
⑭ 在　宅			
⑳ 投薬	㉑ 内　服　　　　単位		
	㉒ 屯　服　　　　単位		
	㉓ 外　用　　　　単位		
	㉔ 調　剤　　　　日		
	㉖ 麻　毒　　　　日		
	㉗ 調　基		
㉚ 注射	㉛ 皮下筋肉内　　　回		
	㉜ 静脈内　　　　回		
	㉝ その他　　　　回		
㊵ 処置	回 薬　剤		
㊿ 手術・麻酔	回 薬　剤		
⑥⓪ 検査・病理	回 薬　剤		
⑦⓪ 画像診断	回 薬　剤		
⑧⓪ その他	薬　剤		

㉙⓪ 入院	入院年月日　　　　　　年　　月　　日		
	病　診 ㉙⓪ 入院基本料・加算　　　　点		
	×　　日間		
	×　　日間		
	×　　日間		
	×　　日間		
	×　　日間		
	㉙② 特定入院料・その他		

※高額療養費		円	※公費負担点数　点	
㉙⑦ 食事・生活	基準	円 × 回	※公費負担点数　点	
	特別	円 × 回	基準(生)	円× 回
	食堂	円 × 日	特別(生)	円× 回
	環境	円 × 日	減・免・猶・Ⅰ・Ⅱ・3月超	

療養の給付	保険	請求　　　　点	※決定　　　点	負担金額　　円	食事・生活療養	保険	回	請求　　　円	※決定　　円	(標準負担額)　円
				減額 割(円)免除・支払猶予						
	公費①	点	※　　点	円		公費①	回	円	※　　円	円
	公費②	点	※　　点	円		公費②	回	円	※　　円	円

（摘要欄続き）

診 療 報 酬 明 細 書

(医科入院)　　令和　　年　　月分

都道府県番号	医療機関コード	

1 医科	1 社・国　2 公費	3 後期	1 単独　2 2併　3 3併	1 本入　3 六入　5 家入	7 高入一　9 高入7

保険者番号

給付割合　10 9 8　7 ( )

公費負担者番号①		公費負担医療の受給者番号①	
公費負担者番号②		公費負担医療の受給者番号②	

被保険者証・被保険者手帳等の記号・番号　　　　（枝番）

区分	精神　結核　療養		特 記 事 項

氏名
1男 2女　1明 2大 3昭 4平 5令　　．．生

職務上の事由　　1 職務上　　2 下船後3月以内　　3 通勤災害

保険医療機関の所在地及び名称

傷病名	(1)	診療開始日	(1)	年 月 日	転帰	治ゆ 死亡 中止	診療実日数	保険	日
	(2)		(2)	年 月 日				公費①	日
	(3)		(3)	年 月 日				公費②	日

⑪ 初　　診	時間外・休日・深夜　　回　　　点	公費分点数
⑬ 医学管理		
⑭ 在　　宅		

⑳ 投薬	㉑ 内　　服	単位
	㉒ 屯　　服	単位
	㉓ 外　　用	単位
	㉔ 調　　剤	日
	㉖ 麻　　毒	日
	㉗ 調　　基	
㉚ 注射	㉛ 皮下筋肉内	回
	㉜ 静 脈 内	回
	㉝ そ の 他	回
㊵ 処置		回
	薬　　剤	
㊿ 手術・麻酔		回
	薬　　剤	
⑥⓪ 検査・病理		回
	薬　　剤	
⑦⓪ 画像診断		回
	薬　　剤	
⑧⓪ その他	薬　　剤	

⑨⓪ 入院	入院年月日		年　　月　　日	
	病　　診	⑨⓪ 入院基本料・加算	点	
		×　　日間	
		×　　日間	
		×　　日間	
		×　　日間	
		×　　日間	
	⑨② 特定入院料・その他		

※高額療養費		円	※公費負担点数　　点	
⑨⑦ 食事・生活	基準	円 × 回	※公費負担点数　　点	
	特別	円 × 回	基準(生)	円× 回
	食堂	円 × 日	特別(生)	円× 回
	環境	円 × 日	減・免・猶・Ⅰ・Ⅱ・3月超	

療養の給付	保険	請　　求　　　　点	※決　定　　　点	負担金額　　円	食事・生活療養	保険	回　請　求　　円	※決　定　　円	(標準負担額)　円
				減額　割(円)免除・支払猶予					
	公費①	点	※　　点	円		公費①	回　　円	※　　円	円
	公費②	点	※　　点	円		公費②	回　　円	※　　円	円

（摘要欄続き）

診療報酬明細書
（医科入院）　令和　　年　　月分

都道府県番号　医療機関コード

1 医科	1 社・国 2 公 費	3 後 期	1 単 独 2 2 併 3 3 併	1 本 入 3 六 入 5 家 入	7 高入一 9 高入7

公費負担者番号①		公費負担医療の受給者番号①	
公費負担者番号②		公費負担医療の受給者番号②	

保険者番号		給付割合	10 9 8 7（ ）
被保険者証・被保険者手帳等の記号・番号	（枝番）		

区分	精神　結核　療養	特記事項
氏名	1男 2女 1明 2大 3昭 4平 5令　　.　.　生	
職務上の事由	1 職務上　2 下船後3月以内　3 通勤災害	

保険医療機関の所在地及び名称

傷病名	診療開始日	転帰			診療実日数	
（1）	（1）　年　月　日	治ゆ	死亡	中止	保険	日
（2）	（2）　年　月　日				公費①	日
（3）	（3）　年　月　日				公費②	日

			公費分点数
⑪ 初診		時間外・休日・深夜　回　点	
⑬ 医学管理			
⑭ 在宅			
⑳ 投薬	㉑ 内服	単位	
	㉒ 屯服	単位	
	㉓ 外用	単位	
	㉔ 調剤	日	
	㉖ 麻毒	日	
	㉗ 調基		
㉚ 注射	㉛ 皮下筋肉内	回	
	㉜ 静脈内	回	
	㉝ その他	回	
㊵ 処置		回	
	薬剤		
(50) 手術・麻酔		回	
	薬剤		
(60) 検査・病理		回	
	薬剤		
(70) 画像診断		回	
	薬剤		
(80) その他			
	薬剤		
(90) 入院	入院年月日	年　月　日	
	病　診	(90) 入院基本料・加算　点	
		×　日間	
		×　日間	
		×　日間	
		×　日間	
		×　日間	
		(92) 特定入院料・その他	

※高額療養費　円		※公費負担点数　点	
		※公費負担点数　点	
(97) 食事・生活	基準　円 × 回	基準(生)　円×　回	
	特別　円 × 回	特別(生)　円×　回	
	食堂　円 × 日		
	環境　円 × 日	減・免・猶・Ⅰ・Ⅱ・3月超	

療養の給付	請求	※決定	負担金額	食事・生活療養	回	請求	※決定	（標準負担額）
保険	点	点	円 減額　割(円)免除・支払猶予	保険	回	円	円	円
公費①	点	※　点	円	公費①	回	円	※　円	円
公費②	点	※　点	円	公費②	回	円	※　円	円

（摘要欄続き）

診療報酬明細書
(医科入院)　令和　年　月分

都道府県番号	医療機関コード	1 医科	1 社・国 2 公費	3 後期	1 単独 2 2併 3 3併	1 本入 3 六入 5 家入	7 高入一 9 高入7

―		―	
公費負担者番号①		公費負担医療の受給者番号①	
公費負担者番号②		公費負担医療の受給者番号②	

保険者番号		給付割合	10 9 8 7 ( )
被保険者証・被保険者手帳等の記号・番号			(枝番)

区分　精神　結核　療養	特記事項
氏名 1男 2女 1明 2大 3昭 4平 5令　.　.　生	
職務上の事由　1 職務上　2 下船後3月以内　3 通勤災害	

保険医療機関の所在地及び名称

傷病名	診療開始日	転帰			診療実日数	
(1)	(1)　年　月　日	治ゆ	死亡	中止	保険	日
(2)	(2)　年　月　日				公費①	日
(3)	(3)　年　月　日				公費②	日

			公費分点数
⑪ 初診	時間外・休日・深夜　回	点	
⑬ 医学管理			
⑭ 在宅			
⑳ 投薬	㉑ 内服	単位	
	㉒ 屯服	単位	
	㉓ 外用	単位	
	㉔ 調剤	日	
	㉖ 麻毒	日	
	㉗ 調基		
㉚ 注射	㉛ 皮下筋肉内	回	
	㉜ 静脈内	回	
	㉝ その他	回	
㊵ 処置		回	
	薬剤		
(50) 手術・麻酔		回	
	薬剤		
(60) 検査・病理		回	
	薬剤		
(70) 画像診断		回	
	薬剤		
(80) その他			
	薬剤		
(90) 入院	入院年月日　年　月　日		
	病　診	(90) 入院基本料・加算　点	
		×　日間	
		×　日間	
		×　日間	
		×　日間	
		×　日間	
		(92) 特定入院料・その他	

※高額療養費		円	※公費負担点数　点	
			※公費負担点数　点	
(97) 食事・生活	基準	円 × 回	基準(生)　円×　回
	特別	円 × 回	特別(生)　円×　回
	食堂	円 × 日	
	環境	円 × 日	減・免・猶・Ⅰ・Ⅱ・3月超

療養の給付	請求	※決定	負担金額	食事・生活療養	回	請求	※決定	(標準負担額)
保険	点	点	円 減額　割(円)免除・支払猶予	保険	回	円	円	円
公費①	点	※　点	円	公費①	回	円	※　円	円
公費②	点	※　点	円	公費②	回	円	※　円	円

（摘要欄続き）

診 療 報 酬 明 細 書
(医科入院)

令和　　年　　月分

都道府県番号	

医療機関コード

1 医科	1 社・国 2 公費	3 後期	1 単 2 2 3	独 併	1 本 3 六 5 家	入 入 入	7 高入一 9 高入7

給付割合 10 9 8 7 ( )

保険者番号

被保険者証・被保険者手帳等の記号・番号　　　　　　(枝番)

公費負担者番号①			
公費負担者番号②			

公費負担医療の受給者番号①
公費負担医療の受給者番号②

区分	精神　結核　療養		特記事項

氏名
1 男 2 女　1 明 2 大 3 昭 4 平 5 令　　.　　.　生

職務上の事由　　1 職務上　　2 下船後3月以内　　3 通勤災害

保険医療機関の所在地及び名称

傷病名
(1)
(2)
(3)

診療開始日
(1)　　年　　月　　日
(2)　　年　　月　　日
(3)　　年　　月　　日

転帰　治ゆ　死亡　中止

診療実日数
保険① 　　日
公費① 　　日
公費② 　　日

⑪ 初　診	時間外・休日・深夜　回　　点	公費分点数
⑬ 医学管理		
⑭ 在　宅		

⑳ 投薬	㉑ 内　服	単位
	㉒ 屯　服	単位
	㉓ 外　用	単位
	㉔ 調　剤	日
	㉖ 麻　毒	日
	㉗ 調　基	

㉚ 注射	㉛ 皮下筋肉内	回
	㉜ 静脈内	回
	㉝ その他	回

㊵ 処置		回
	薬　剤	

㊿ 手術麻酔		回
	薬　剤	

㋱ 検査病理		回
	薬　剤	

㋨ 画像診断		回
	薬　剤	

㉜ その他		
	薬　剤	

入院年月日　　　　年　　月　　日

⑨⓪ 入院	病　診	⑨⓪ 入院基本料・加算	点
		× 日間	
		× 日間	
		× 日間	
		× 日間	
		× 日間	
	⑨② 特定入院料・その他		

※高額療養費　　　　　　円
※公費負担点数　　点

⑨⑦ 食事生活	基準	円 × 回
	特別	円 × 回
	食堂	円 × 日
	環境	円 × 日

※公費負担点数　　点
基準(生)　　　円× 回
特別(生)　　　円× 回
減・免・猶・Ⅰ・Ⅱ・3月超

療養の給付	保険	請求　　　　点	※決定　　　点	負担金額　　円
	公費①	点 ※ 点	減額 割(円)免除・支払猶予 円	
	公費②	点 ※ 点	円

食事・生活療養	保険	回　請求　　　　円	※決定　　　円	(標準負担額)　円
	公費①	回 円 ※ 円	円	
	公費②	回 円 ※ 円	円

（摘要欄続き）

診療報酬明細書
(医科入院外)　令和　　年　　月分

都道府県番号	医療機関コード		1 医科	1 社・国 2 公費	3 後期	1 単独 2 2 併 3 3 併	2 本外 4 六外 6 家外	8 高外一 0 高外7

保険者番号			給付割合 10 9 8 7 ( )
被保険者証・被保険者 手帳等の記号・番号		(枝番)	

公費負担 者番号①		公費負担 医療の受給 者番号①	
公費負担 者番号②		公費負担 医療の受給 者番号②	

氏名	1男 2女　1明 2大 3昭 4平 5令　　．　．　生	特記事項	保険医療機関の所在地及び名称
職務上の事由	1 職務上　　2 下船後3月以内　　3 通勤災害		

（　　床）

傷病名	(1)	診療開始日	(1)	年 月 日	転帰	治ゆ 死亡 中止	診療実日数	保険	日
	(2)		(2)	年 月 日				公費①	日
	(3)		(3)	年 月 日				公費②	日

					公費分点数
⑪	初　診	時間外・休日・深夜	回	点	
⑫ 再診	再　　診	×	回		
	外来管理加算	×	回		
	時　間　外	×	回		
	休　　日	×	回		
	深　　夜	×	回		
⑬	医学管理				
⑭ 在宅	往　　診		回		
	夜　　間		回		
	深夜・緊急		回		
	在宅患者訪問診療		回		
	その他				
	薬　剤				
⑳ 投薬	㉑ 内服 { 薬剤		単位		
	調剤	×	回		
	㉒ 屯服 薬剤		単位		
	㉓ 外用 { 薬剤		単位		
	調剤	×	回		
	㉕ 処　方	×	回		
	㉖ 麻　毒		回		
	㉗ 調　基				
㉚ 注射	㉛ 皮下筋肉内		回		
	㉜ 静脈内		回		
	㉝ その他		回		
㊵ 処置			回		
	薬　剤				
㊿ 手術麻酔			回		
	薬　剤				
⑥⓪ 検査病理			回		
	薬　剤				
⑦⓪ 画像診断			回		
	薬　剤				
⑧⓪ その他	処方箋		回		
	薬　剤				

療養の給付	保険	請　求	点	※決　定	点	一部負担金額	円
	公費①		点	※	点	減額 割(円)免除・支払猶予 円	
	公費②		点	※	点	円	

※高額療養費	円	※公費負担点数	点	※公費負担点数	点

診 療 報 酬 明 細 書
(医科入院)　　令和　　年　　月分

都道府県番号　医療機関コード

1医科	1 社・国　2 公費	3 後期	1 単　2 2　2　3　3	独併	1 本入　3 六入　5 家入	7 高入一　9 高入7

保険者番号　　　　　　　　　　　　　　　　　給付割合 10 9 8 7 ( )

公費負担者番号①	公費負担医療の受給者番号①
公費負担者番号②	公費負担医療の受給者番号②

被保険者証・被保険者手帳等の記号・番号　　　　　　　　　(枝番)

区分	精神　結核　療養	特 記 事 項

保険医療機関の所在地及び名称

氏名　1男 2女　1明 2大 3昭 4平 5令　　．．　生

職務上の事由　　1 職務上　　2 下船後3月以内　　3 通勤災害

傷病名	(1) (2) (3)

診療開始日	(1)　　年　　月　　日 (2)　　年　　月　　日 (3)　　年　　月　　日	転帰	治ゆ　死亡　中止	診療実日数	保険　　日 公費①　　日 公費②　　日

⑪ 初 診	時間外・休日・深夜 回 点	公費分点数
⑬ 医学管理		
⑭ 在 宅		
⑳ 投薬	㉑ 内　服　　　　　単位	
	㉒ 屯　服　　　　　単位	
	㉓ 外　用　　　　　単位	
	㉔ 調　剤　　　　　日	
	㉖ 麻　毒　　　　　日	
	㉗ 調　基	
㉚ 注射	㉛ 皮下筋肉内　　　　回	
	㉜ 静脈内　　　　　回	
	㉝ その他　　　　　回	
㊵ 処置	回 薬　剤	
㊿ 手術麻酔	回 薬　剤	
�60 検査病理	回 薬　剤	
㊀ 画像診断	回 薬　剤	
㊿ その他	薬　剤	

入院年月日　　　　　　年　　月　　日

�90 入院	病　　診	�90 入院基本料・加算　　　　点
		×　　日間
		×　　日間
		×　　日間
		×　　日間
		×　　日間
		�92 特定入院料・その他

※高額療養費	円	※公費負担点数 点	
�97 食事・生活	基準　　　　円 × 回	※公費負担点数 点	
	特別　　　　円 × 回	基準(生)　　円× 回	
	食堂　　　　円 × 日	特別(生)　　円× 回	
	環境　　　　円 × 日	減・免・猶・Ⅰ・Ⅱ・3月超	

療養の給付	保険	請　求　　　点	※決 定 点	負担金額 円 減額 割(円)免除・支払猶予	食事・生活療養	保険	回 請　求　　円	※決 定 円	(標準負担額) 円
	公費①	点	※ 点	円		公費①	回	円 ※ 円	円
	公費②	点	※ 点	円		公費②	回	円 ※ 円	円